一日3分で「出口の詰まり」を取って便秘を解消するセルフケア

スッキリ出る！

直腸ストレッチ

著／高林孝光
アスリートゴリラ鍼灸接骨院院長

監修／山下あきこ
医学博士・内科医・脳神経内科専門医・抗加齢医学専門医

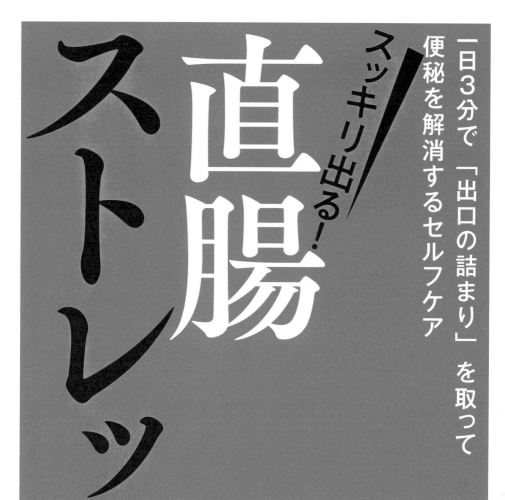

はじめに

「原因は出口にあります。ホースの出口が折れ曲がっていると、水の出が悪くなるでしょう。だから、ホースの出口を真っすぐにすれば、スッキリ気持ちよく出すことができますよ」

こう話すと、ほとんどの方はけげんな顔をされます。そこで、**ホースの出口を真っすぐにする方法を教えて試してもらうと、今度はほとんどの方がその効果に驚きます。**

古くから、快眠・快食・快便は健康の秘訣といわれています。質のよい眠りをたっぷりとり、栄養バランスのとれた食事をおいしくいただき、スッキリと排泄《はいせつ》することは、すこやかな毎日を送るうえで欠かすことのできない重要な営《いとな》みといえるでしょう。

しかしながら、現代社会は、この三原則を守るのが非常に困難な構造となっています。インターネットの発展と、それに伴《ともな》うスマートフォン（以下、スマホ）の急速な普及によって、人々の生活は夜型に移行しつつあります。また、コンビニエンスストアやスーパーには、ジャンクフードや食品添加物を含んだ食品が散見されます。**その結果、大きな影響を受けているものの一つに現代人の排泄事情があります。**

とくに、子供世代や若者世代にこの傾向が強く、「夜遅くまで起きているため常に寝不足→朝起きても食欲が湧かない→排泄のリズムが乱れる」という負のスパイラルに陥《おちい》っているのです。

柔道整復師で鍼灸師《しんきゅうし》でもある私の専門は「痛み取り」です。しかし、どんなに治療に工夫をこらしても、患者さんに快眠・快食・快便という健康の基礎ができていなければ、はかばかしい治療効果を得ることはできません。そのため、常日ごろから、患者さんには、柔道整復の手技や鍼《はり》治療にたよるだけでなく、規則正しい生活を送って健康の基礎づくりに励むようにアドバイスをしています。

もちろん、私自身も快眠・快食・快便を常に心がけるように努めています。おかげさまで、毎日よく眠ることができ、三食をしっかりとおいしくいただき、規則正しいお通じが欠かさずあります。とくにお通じに関しては、子供のころから常に快調で、尾籠《びろう》な話で恐縮ですが、一日に2回お通じがあることもめずらしくありません。

　とはいえ、ときには生活のリズムが乱れることもあります。それは、睡眠においてです。一日の治療を終え、論文や専門書を読んでいるうちに、つい没頭し、寝不足の状態で朝を迎えることが、ごくたまにあるのです。そうなると、ご多分に漏れず食欲が湧きません。そして、一日に最低1回は必ずあるお通じが翌日に持ち越しとなってしまいます。

　たった一日のこととはいえ、「出るものが出ない」気持ち悪さは不快きわまりないものです。おなか全体が張って、全身が重くてしようがないのです。「たった一日お通じがないだけでこんなに不快なのだから、慢性的な便秘の人というのは本当につらいのだろうな」と思いました。

　その思いが決定的なものになったのは、2018年に家族旅行で宮崎県を訪れたときのことでした。旅行初日の夜は、宿泊した旅館で地元の食材をふんだんに使った夕食をおいしくいただき、温泉にも入って、熟睡することができました。そして、翌朝には、ふだんとは違ってゆっくりと時間をかけて朝食をいただくこともできました。

ところが、その後、いくら時間が経過してもお通じがつかないのです。もしかしたら、環境が変わったことで、心のどこかが緊張していたのかもしれません。自分の意外な繊細さに驚きもしました。

けっきょく、その後もお通じはなく、なんともいえない気持ち悪さを抱えたまま旅行を続けざるを得ませんでした。2日後に帰宅してしばらくすると、ようやくお通じがついたので、やはり旅先での緊張感が影響していたのでしょう。

このことをきっかけに、私は便秘について研究を始めました。便秘をテーマにした書籍を手当たり次第に読みあさり、患者さんにも聞き取り調査を行いました。

私の治療院にはアスリートが多数来院されるため、便秘に悩む人は比較的少ない傾向にあります。しかしそれでも、話を聞いてみると**「実は、3日に1回くらいしか出なくて」とか「出るには出ても、なんだかスッキリしない」という人たちが一定数いたのです。**

こうして便秘について研究を続けるなかで、私はある一点に着目しました。それは、私の専門分野である「骨格」や「姿勢」についてでした。**現代人の骨格や姿勢の悪さが便秘と深くリンクしているのでは、と思い至ったのです。**

この仮説に基づいて、私はさらに研究を重ねました。そして、その結果、**画期的な便秘のセルフケアを考案するに至りました。それが本書で大公開する「直腸《ちょくちょう》ストレッチ」です。冒頭の「ホースの出口を真っすぐにする方法」とは、このストレッチのことなのです。**

直腸ストレッチの効果と具体的なやり方については、本文でくわしく紹介します。また、そのメカニズムについては、本書の監修を賜《たまわ》った山下《やました》あきこ先生からお墨付きをいただいています。

直腸ストレッチの目的はただ一つ、「スッキリと気持ちよく出すこと」です。本書がみなさんの快便ライフの実現のお役に立てれば、著者として望外の喜びです。

2024年2月

高林孝光

もくじ ● スッキリ出る！直腸ストレッチ

第3章 「排便力」を高める日常生活の工夫

第4章　直腸ストレッチで便秘を撃退した体験者のレポート

プロデュース＝中野健彦（ブックリンケージ）
編集協力＝狩野元春（ヤンドラ）
装丁・本文デザイン＝村岡志津加（Studio Zucca）
イラスト＝石崎伸子
校正＝文字工房燦光

第1章

たかが便秘、されど便秘

出したい、でも出ない

どんなに健康な人であっても、さまざまな不快症状と一生無縁ではいられません。体の痛み、発熱、耳鳴りやめまいなどの耳鼻科《じびか》領域の症状、不眠やイライラなどの精神的不調、シミやシワなどの皮膚の衰《おとろ》え……。

２０２２年国民生活基礎調査によると、人口１０００人当たりの病気やケガなどで自覚症状がある人の割合を表す「有訴者率《ゆうそしゃりつ》」の症状別のベスト３は、男性の１位が腰痛、２位が肩こり、３位が頻尿《ひんにょう》（頻繁《ひんぱん》に排尿《はいにょう》したくなること）となっており、女性では肩こり、腰痛、手足の関節痛の順となっています。

そんななか、便秘も悩まされる人が非常に多い症状の一つといえるでしょう。**潜在患者数を含めると、全国には便秘に悩む人が約１７００万人もいると推定されています。**前出の２０２２年国民生活基礎調査では、男性の２・５％、女性の５・１％が便秘を訴えており、年代的には80歳以上、70～79歳、60～69歳の順に多いことがわかっています。

また、排便量《はいべん》も極端にへっています。戦前の日本人の排便量は一日に約４００グラムといわれていました。ところが、現代の日本人は、その半分の２００グラムしか出していないといわれているのです。

かつての日本人の排便量の多さに関して、興味深いエピソードがあります。

第二次世界大戦中に、アメリカ兵が日本兵の数を調べるために、戦場であるジャングルに残された日本兵の便の量を量ったことがあったそうです。すると、アメリカ兵よりもはるかに多い排便量だったため、日本兵１人の便の量を２人分としてカウントし、予想を大幅に超える数の日本兵がいると勘違いしてしまいました。そのため、戦場から撤退したという記録が残っているそうなのです。それほど多かった排便量が半分にまでへっている理由の一つに、便秘があることはじゅうぶんに考えられるでしょう。

以前は、「便秘など病気のうちに入らない」といった社会的風潮がありました。しかし、こうした状況を考えると、もはや便秘は国民病ともいえ、決して軽視することはできません。

そもそも便秘とは、どのような状態をいうのでしょうか。日本消化管学会による『便通異常症診療ガイドライン２０２３』では、便秘について「本来排泄すべき糞便《ふんべん》が大腸内に滞《とどこお》ることによる兎糞《とふん》状態・硬便、排便回数の減少や、糞便を快適に排泄できないことによる過度な怒責《どせき》、残便感《ざんべんかん》、直腸肛門《ちょくちょうこうもん》の閉塞感《へいそくかん》、排便困難感を認める状態」と定義されています。

この定義を読んで、何かお気づきになったでしょうか。そう、そこには数字が記されていません。つまり、何日以上お通じがなければ便秘であるとか、一日に何グラム以上排便できなければ便秘といった決まりはないのです。逆にいえば、**毎日お通じがあっても「排便困難感を認める状態」であれば便秘であり、3日に1回しかお通じがなくても本人が不快でなければ便秘ではないわけです。**

ちなみに、日本内科学会では、便秘を「３日以上排便がない状態、または毎日排便があっても残便感がある状態」と定義しています。いずれにしても、たとえ毎日お通じがあっても「排便困難感を認める状態」であれば便秘ということになります。

便秘であるか否《いな》かのポイントは、先にあげた「排便困難感を認める状態」というところにあります。

「はじめに」でもふれたように、ふだんは絵に描いたような快便生活を送っている私でも、寝不足や旅行といった、ちょっとしたきっかけで数日お通じがつかなくなることにより、「排便困難感を認める状態」をいやというほど味わわされました。いや、ふだんが快便なだけに、より強く不快に感じたのでしょう。

ですから、便秘の悩みを抱えて本書を手に取ってくださったみなさんの気持ちは、短期間とはいえ同じ経験をした「同志」として、じゅうぶんに理解できているつもりです。便秘が招くさまざまな弊害については後述しますが、まずは何よりも「排便困難感を認める状態」から脱出すること、すなわち「スッキリと快適に排泄すること」にプライオリティ（優先度）を置いて、話を進めていきましょう。

腸の働きこそがお通じのカギ

それでは、なぜ便秘になるのでしょうか。そのことを理解するために、まずは食べ物を摂取《せっしゅ》してから排泄するまでの過程を見ていきましょう。

私たちが食事をすると、口に入った食べ物は歯で細かく砕《くだ》かれ、唾液《だえき》とまぜ合わされます。こうして消化しやすい形となった食べ物を飲み込むと、食道を通って胃に到達します。胃液によってさらにドロドロの状態になった食べ物は、十二指腸《じゅうにしちょう》へと送られます。

ここからが便秘と深くリンクする腸の仕事になります。腸は小腸と大腸の二つに大別され、小腸は十二指腸、空腸《くうちょう》、回腸《かいちょう》に、大腸は結腸《けっちょう》（盲腸《もうちょう》、上行《じょうこう》結腸、横行《おうこう》結腸、下行《かこう》結腸、S状《エスじょう》結腸）と直腸に分けられます。

十二指腸では、胆嚢《たんのう》から送られる胆汁《たんじゅう》や、膵臓《すいぞう》から送られる膵液《すいえき》によって消化が行われ、分解された栄養素が小腸内で吸収されて、その残りが大腸へ送られます。

大腸では水分が吸収され、残りカスが便として形成されていきます。そして、腸がシャクトリムシのような動きによって内容物を送る「蠕動《ぜんどう》運動」によって、便を直腸へと運びます。

便が直腸に到達すると、直腸壁《へき》が伸び、直腸が便を出しやすい形になると同時に、脳に信号が送られて便意を感じさせます。すると、肛門にある内肛門括約筋《ないこうもんかつやくきん》が緩み、便を出そうといきむことによって、外肛門《がいこうもん》括約筋も緩んで、便が排出されます。

この一連の働きのなかでなんらかの支障が生じたときに、便秘は起こります。その

腸の構造

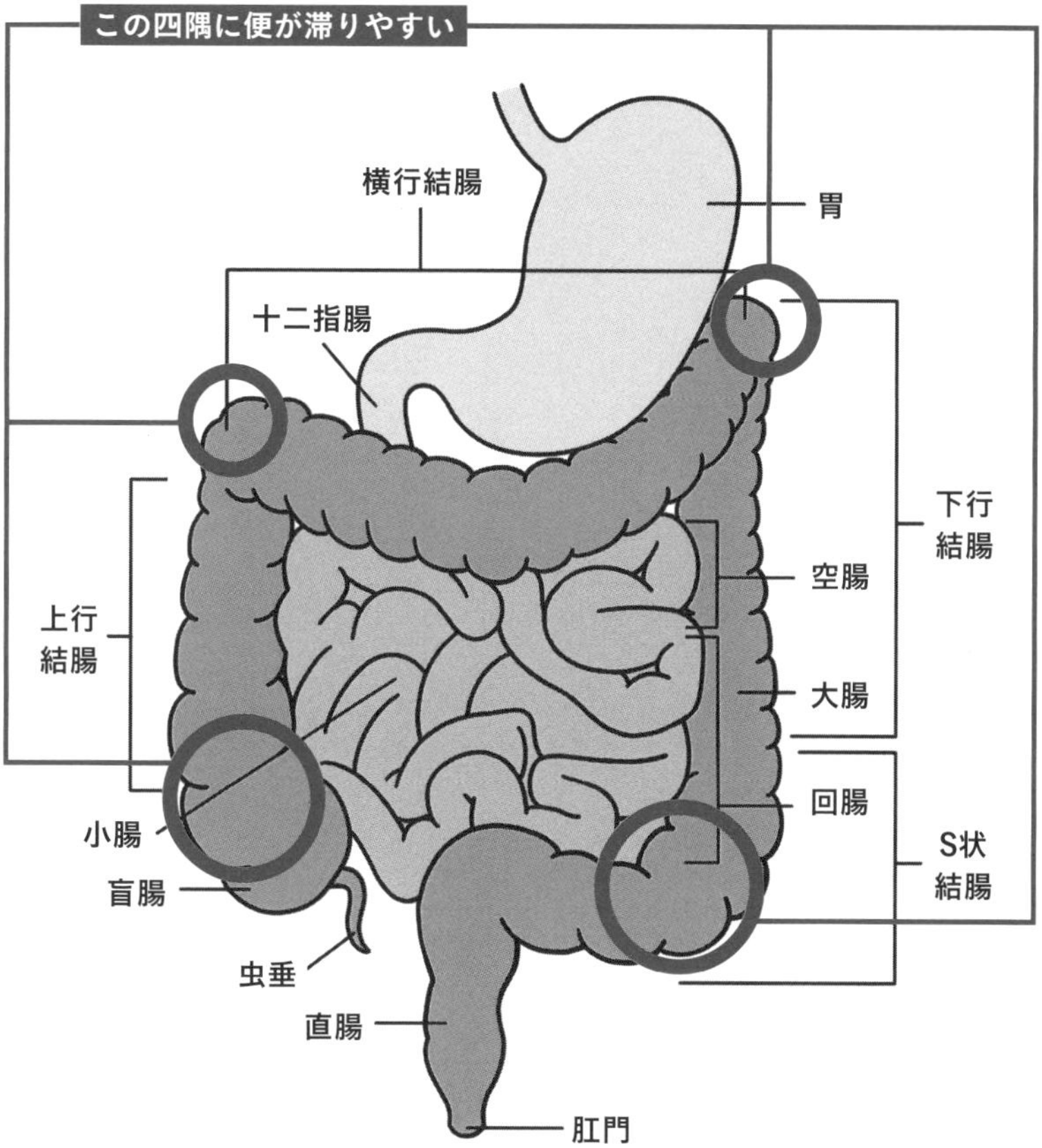

〈正面から見た図〉

なかでも、とくに大きくかかわっているのが腸の働きです。

もちろん、早食いやよく噛《か》まずに食べることによって唾液の分泌《ぶんぴつ》が不足したり、胃の機能が落ちて胃液不足になったりすることも、便秘の原因になり得ます。しかし、なんといっても**腸の働きこそがお通じのカギを握っていることは論を俟《ま》ちません。**

大腸の機能低下、自律神経の緊張、排便反射の障害……

腸では具体的に、どのようなトラブルが生じるのでしょうか。

便秘の分類には諸説ありますが、現在、主流となっているのは、胃や腸などのなんらかの病気が原因となって起こる「器質性《きしつせい》便秘」と、各器官の機能に問題が生じて起こる「機能性便秘」とに二分する考え方です。

器質性便秘の場合は、便秘の原因となっている病気を治癒《ちゆ》させることが最優先とされます。具体的には、大腸がん、腸閉塞《ちょうへいそく》、潰瘍性《かいようせい》大腸炎、クローン病などによって大腸の形状が変形して便秘の起こる場合があります。

機能性便秘は、さらに「弛緩性《しかんせい》便秘」「けいれん性便秘」「直腸性便秘」の3タイプに分けられます。それぞれの特徴を見ていきましょう。

●弛緩性便秘

弛緩性便秘とは、大腸の機能の低下によって起こる便秘を指します。蠕動運動が衰えることにより、便が大腸内にとどまる時間が長くなって、水分が過剰に吸収されて便が硬くなり、排出が困難になるのです。

便秘のなかでも頻度《ひんど》が高く、女性やお年寄りに多いのが特徴です。食物繊維《しょくもつせんい》や水分の摂取不足のほか、運動不足や腹筋力の低下などが誘因になるといわれています。

●けいれん性便秘

けいれん性便秘とは、弛緩性便秘とは対照的に大腸の動きが不規則になって起こる便秘です。これには、自律神経《じりつしんけい》が大きく関係しています。

自律神経とは、意思とは無関係に内臓や血管の働きを支配している神経で、活動時

（緊張時）に優位になる交感神経と、休息時（リラックス時）に優位になる副交感神経があります。両者はヤジロベエのようにバランスをとり合っており、どちら側にも傾かず、平衡《へいこう》を保った状態こそが健康とされています。

ところが、ストレスや環境の変化などにより、交感神経が過剰に優位になると、大腸が過緊張を起こします。その結果、便が大腸内でうまく運ばれずに、便秘となってしまうのです。この場合も水分が過剰に吸収されるので、コロコロとした硬い便になり、食後の下腹部痛や残便感などの症状が出やすくなります。また、便秘と下痢《げり》を交互にくり返すこともあります。

●直腸性便秘

直腸性便秘は、便が直腸に到達しても便意が起こらないタイプの便秘です。便が直腸に到達すると、直腸壁が刺激され、便意を催《もよお》します。これを「排便反射」といいます。しかし、直腸性便秘の場合、便が直腸に到達しても排便反射が起こらず、直腸に便が停滞して排出できなくなるのです。いわゆる「出そうで出ない」タイプの便秘です。

最も大きな原因は、便意を催したときにがまんしてしまうことです。排便が抑制されると、同時に直腸が拡張され、直腸の内圧が上がらずに便意を感じにくくなり、結果的に便秘となるのです。

お年寄りや寝たきりの人に多く、最近では、温水洗浄便座の水を肛門の奥まで入れるために神経の感度が鈍り、直腸性便秘になる人がふえているといわれています。

なお、先にあげた器質性便秘と機能性便秘以外に、症候性《しょうこうせい》便秘や薬剤性便秘もあります。

症候性便秘とは、内分泌《ないぶんぴつ》の病気、膠原病《こうげんびょう》、神経の病気などが原因で起こる便秘のことです。代表的な病気としては、糖尿病、甲状腺《こうじょうせん》機能低下症、パーキンソン病などがあげられます。

薬剤性便秘は、文字どおり、薬によって起こる便秘です。代表的な薬剤としては、モルヒネなどのオピオイド系の鎮痛薬《ちんつうやく》があげられます。こうした薬剤は腸管《ちょうかん》の運動性を低下させ、腸管での水分の吸収が過剰になります。加えて、膵臓や肝臓《かんぞう》からの消化液の分泌を低下させるため、消化が妨《さまた》げられ、腸管内に便がとどまり、便が硬くなって便秘となります。

不快なだけでなく重篤な症状を引き起こす危険性もある

いずれのタイプの便秘であれ、「スッキリと出したい」というのは、便秘に悩む人にとって当然の思いでしょう。

しかし、その前に知っていただきたいことがあります。「出るものが出ない」ことによって、私たちの体にどのような影響が現れるのかということです。

この事実を知ると、「スッキリと出したい」という思いは、より切実になるはずです。決して脅《おど》かすつもりはありませんが、大切なことですので、しっかりと受け止めてください。

便秘によって引き起こされる症状の代表的なものは、なんといっても便秘が直接的に影響する腹部の症状です。そのなかでも、とくに多いものをいくつかあげてみましょう。

●腹部膨満感《ふくぶぼうまんかん》

いわゆる「おなかが張る」状態で、なんともいえない苦しさを伴《ともな》います。便がとどまることだけでなく、腸内で悪玉菌が繁殖《はんしょく》してガスを発生しやすくなることも原因の一つです。

●腹痛

便秘によって腸の出口がふさがれると、詰まった腸はたまった便やガスを出口側に送り出そうとするため、痛みが生じます。とくに、たるみのあるS状結腸に起こりやすい傾向があります。

●食欲不振

食べた物の出口がふさがれているのですから、それ以上、食べ物を入れたくなくなるのは自然の摂理です。

●吐《は》きけ・嘔吐《おうと》

便秘になると、消化液が消化管にたまりやすくなるため、吐きけを催しやすくなります。症状が進行すると、嘔吐することもあります。

●大腸がん

便秘になると大腸がんになりやすいという仮説は、長い間いわれてきたことです。しかし、実は、便秘が大腸がんのリスクを高めるというエビデンス（科学的根拠）は現在のところ示されていません。本来はスムーズに通過するべき便が大腸にとどまると、さまざまな悪影響を及ぼすことから、そのようなイメージが定着したのかもしれません。

ただし、前述したように、大腸がんによって便秘になることはあります。多くの場合、病期（ステージ）がある程度進行してから起こる現象なので、現在、便秘を起こしている人は、定期的に大腸がんの検査を受けておいたほうがよいでしょう。

便秘が肌に悪影響を及ぼすことはよく知られています。とくに女性は実感されているのではないでしょうか。

●肌荒れ・吹き出物

便が腸内にとどまると、老廃物《ろうはいぶつ》（体内で不要になり体外に排出されるべき物質）が次第に発酵《はっこう》し、そこから発生した毒素が全身に行き渡って、肌が荒れたり、過剰に分泌した皮脂《ひし》で毛穴が詰まったりします。すると、皮膚の常在菌であるアクネ菌が異常に増殖《ぞうしょく》し、吹き出物ができやすくなります。

●肌色の悪さ

便秘になると、新陳代謝《しんちんたいしゃ》（体内での新旧の物質の入れ替わり現象）も低下するため、血行が悪くなって、肌にハリとツヤがなくなり、肌色が暗くなりがちです。

血行の悪さは、さまざまな体の痛みも招きます。

●腰痛、肩こり、背中の張り

血行が悪くなると、各部の筋肉がこわばって、腰痛、肩こり、背中の張りなどを覚えることがあります。

便秘になると、便の出口である肛門にトラブルが起こりやすくなります。

●切れ痔《じ》、イボ痔

便が腸内に長くとどまり、水分が過剰に吸収されると、その分、便は硬くなります。すると、太く硬くなった便が無理に肛門を通過するため、切れ痔（裂肛《れっこう》）を起こします。切れ痔の人の64％が慢性便秘を訴えているというデータもあります。

また、便秘によって長時間トイレに座っていたり、便を出そうと強くいきんだりすると、肛門の血管がうっ血し、イボ状に腫《は》れてイボ痔になります。イボ痔には、肛門内部にできる内痔核《ないじかく》と、肛門の外にイボが飛び出す外痔核《がいじかく》があります。

便秘になると、循環器疾患《しっかん》を引き起こす確率が高まることは、複数の研究や調査によって明らかになっています。これは、排便のときにいきむことが原因と考えられます。

●高血圧・脳血管障害・心疾患

排便時のいきみは血圧を上昇させます。場合によっては、脳梗塞《のうこうそく》(脳の血管が詰まって起こる病気）などの脳血管障害や、心筋梗塞《しんきんこうそく》（心臓の血管が詰まって起こる病気）などの心疾患に進行する可能性もあります。

治療の基本は生活習慣の改善

前述したように、器質性便秘の場合は、便秘の原因となっている病気の治療が優先されます。原因となっている病気が治癒すれば、同時に便秘も解消する可能性は高いと考えられます。

それでは、機能性便秘の場合、医療機関ではどのような治療が行われるのでしょうか。これには、生活指導、理学療法、薬物療法、外科的治療の4種類があげられます。

それぞれをくわしく見ていきましょう。

●生活指導

厚生労働省では、便秘治療の基本は生活習慣の改善とし、規則正しい生活を心がけ、生活リズムを整えることや、便意をがまんせず、便意を感じたときにトイレに行くことも大切としています。

また、適度な運動を行い、一日三食を規則正しく摂取することも重要とし、とくに朝食の摂取は体内リズムを整え、胃や腸を刺激し、排便反射を促《うなが》すとしています。加えて、朝食後にトイレに座る習慣をつけることや、水分をしっかりとって便を軟らかくすることも推奨しています。

さらに、食物繊維の摂取不足が便秘の原因であることが多いため、食物繊維の摂取もすすめています。日本人の食物繊維の摂取目標量は、18～64歳の男性で一日当たり21グラム以上、18～64歳の女性で一日当たり18グラム以上とされています。具体的なとり方や食材については、第3章でくわしく解説します。

●理学療法

理学療法とは、基本的動作能力の回復を図るための治療法で、運動療法と、電気療法・マッサージ・温熱療法などの物理療法に大別されます。

便秘に対する理学療法としては、ウォーキングや体幹《たいかん》トレーニング、腸を刺激する体操といった運動療法と、おなかのマッサージ、腹巻きなどでおなかを温めるといった物理療法があげられます。

●薬物療法

薬物療法とは、文字どおり、薬を服用する療法のことです。日本の医療機関において、便秘によく処方される薬といえば、酸化マグネシウムとセンナという薬草を原料にした便秘薬です。

また、２０１７年の『慢性便秘症診療ガイドライン』から、胆汁の分泌を促す「グーフィス」、腸内に水分を引き込む「アミティーザ」と「リンゼス」、アメリカで慢性便秘症の治療に活用されている「モビコール」が最新の便秘薬として掲載されるようになりました。

ただし、**どのような薬物であっても、習慣性（薬の量をふやさないと効果が現れなくなる）・依存性（薬を服用しないと排便できなくなる）・薬剤耐性（服用を続けていくうちに薬の効果が現れなくなる）という問題は常についてまわります。**

さらに、前述したセンナ、生薬《しょうやく》（漢方薬の原材料）の大黄《だいおう》、アロエを含む刺激性の下剤を長期間服用すると、本来はピンク色の大腸粘膜が真っ黒に変色する「大腸メラノーシス（大腸黒皮症《こくひしょう》）」を起こす危険性があります。大腸メラノーシスを起こすと、痛みなどの自覚症状はないものの、腸の機能が低下し、ますます便秘が重くなり、さらに下剤を服用しないと排便できなくなることもあります。

●外科的治療

先出の生活指導、理学療法、薬物療法でも効果が得られない場合は、外科的治療、すなわち手術が選択されます。外科的治療の対象となるのは、なんらかの病気が原因となって起こる「器質性便秘」です。

具体的には、排便時に直腸が内側に折り込まれる「直腸重責《じゅうせき》」や、直腸が膣《ちつ》のほうにせり出す「直腸瘤《りゅう》」、肛門から直腸が飛び出す「直腸脱」などがあげられます。いずれの場合も、疾患のある部位を切除したり、場合によってはストーマ（人工肛門）を造設したりします。

直腸肛門角に着目

医学の進歩は目覚ましく、日々、新たな治療法が確立されています。しかしながら、その医学といえども決して万能ではありません。ＡＩ（人工知能）を活用した画期的な治療法が開発される一方で、昔から私たちを悩ませている不快症状の解消法がいまだに確立されていないという現状もあります。

便秘もその一つといえるでしょう。適度な運動、食物繊維の豊富な食材の摂取、そして目覚ましく進化する薬物と手術法……どれも理論的に確立された方法ばかりですが、現実には便秘に悩む人があとを絶ちません。

医療機関での治療は医師や看護師、理学療法士、栄養士などにおまかせするとして、柔道整復師で鍼灸師である自分にできることはないか――そう考えたときに、頭に浮かんだのが、私の専門である「姿勢」と「骨格」の問題でした。

きっかけとなったのは、介護の現場における便秘対策をテーマにした論文を読んだことでした。介護を必要とするお年寄りは、どうしても加齢に伴う便秘から逃れられないものです。

そこで介護士の方々は、**便秘に悩むお年寄りに、トイレであるポーズをとってもらっているというのです。それは、洋式の便座に座ったときに、背すじを伸ばして上半身を前傾させる「考える人」のポーズでした。**

「考える人」といえば、フランスの代表的な彫刻家、オーギュスト・ロダンが制作した、思索にふける男性の像として、知らない人はまずいないでしょう。あの像のように座って前かがみになった姿勢をとると、便通がよくなるというのです。

そのメカニズムを説明しましょう。

直腸と肛門がなす角度を「直腸肛門角《かく》」といいます。ふだん、**直腸は恥骨《ちこつ》直腸筋という筋肉に引っぱられているため、直腸肛門角はほぼ直角に保たれています。**恥骨直腸筋は、恥骨の内側を始点として直腸の背後を囲んで再び恥骨に戻ってくる筋肉です。

直腸肛門角と排便姿勢の関係

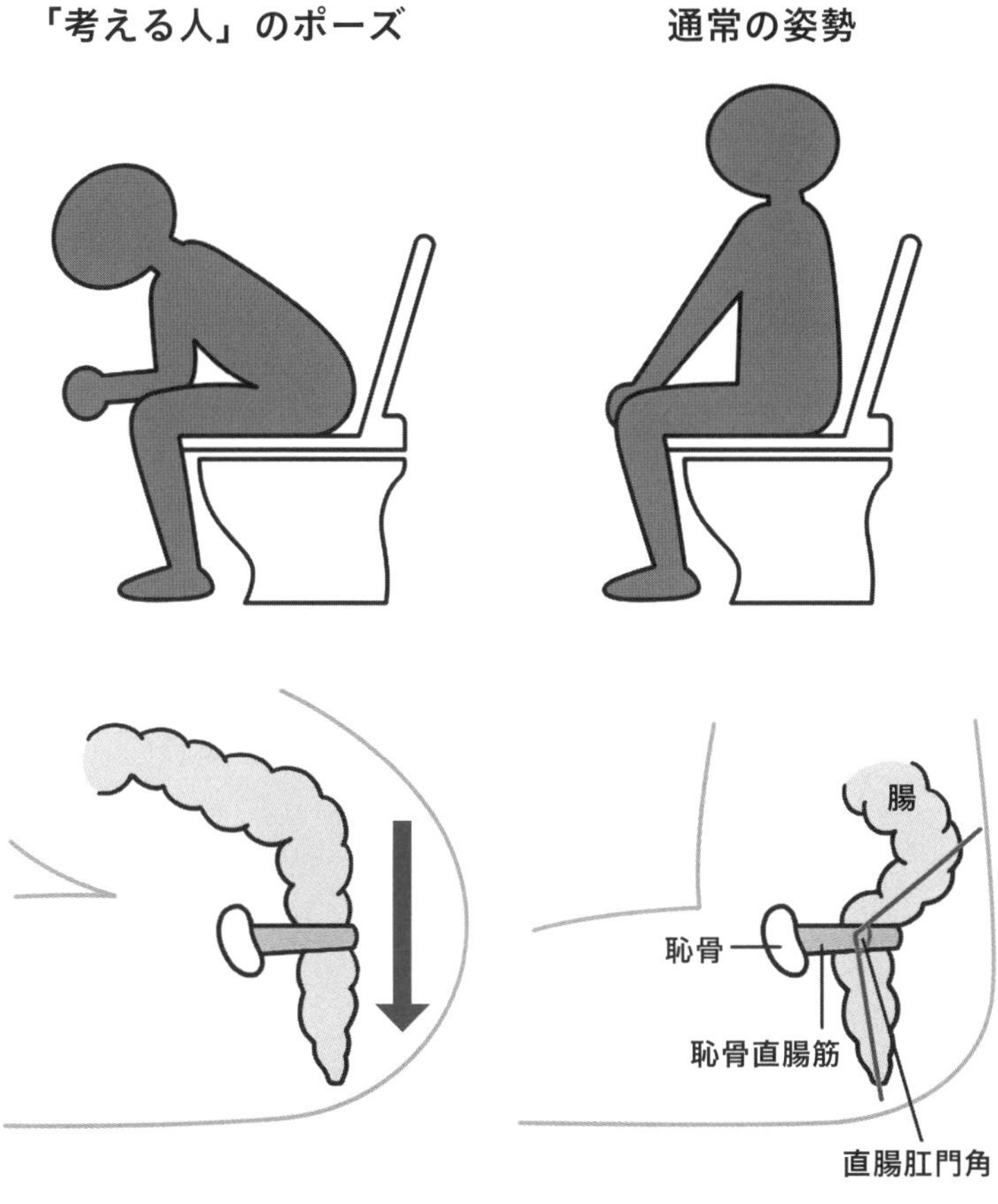
「考える人」のポーズ
通常の姿勢
腸
恥骨
恥骨直腸筋
直腸肛門角

直腸が真っすぐになるので
便が出やすくなる

直腸が曲がっているので
便が出にくい

パスカルの原理

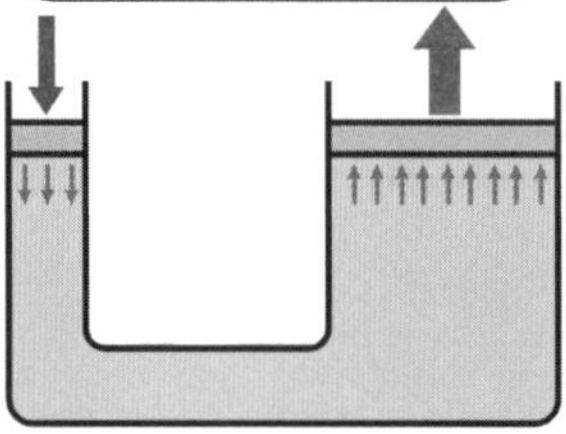

静止している液体に加わる圧力はすべての部分に等しく伝わる

台形の固い物体をスポンジのような柔らかいものに押し付けたとき、
小さい面を押し付けたときのほうが圧力が強くなって、よくへこむ

この恥骨直腸筋が収縮《しゅうしゅく》して直腸を引っぱることで、直腸は「く」の字に曲がり、便は直腸内にとどまっているわけです。

そして、「考える人」のポーズをとって、上半身を35度の角度まで前傾させると、曲がっていた直腸が真っすぐになり、同時に肛門括約筋も緩んで、便が出やすくなるのです。

この理論は、流体力学の視点からも納得のいくものでした。みなさんは中学校の理科、あるいは高校の物理の授業で「パスカルの原理」を習ったことを覚えているでしょうか。

パスカルの原理とは、簡単にいうと、静止している流体に加わる圧力はすべての部分で等しく伝わるというものです。

たとえば、台形の形をした固い物体をスポ

ンジのような柔らかいものに押し付けた場合、台形の大きい面を押し付けたときと、小さい面を押し付けたときでは、スポンジのへこむ度合いが違います。つまり、面積が小さければ小さいほど、そこにかかる圧力は強くなるわけです。

直腸は、曲がっているときよりも、真っすぐになっているときのほうが、その面積が小さいのはいうまでもありません。したがって、「考える人」のポーズをとると、直腸にかかる圧力がより強くなるため、便が出やすくなるのです。

この論文を読み終えたときに、私の脳裏に便秘を解消するセルフケアのキーワードが浮かび上がりました。それは、私がふだんの治療において最も重要視している「骨《こつ》盤《ばん》」でした。

さまざまな弊害を生む骨盤の後傾

私が患者さんの治療をするときには、まず姿勢と骨格をチェックします。そのときに大きな役割を果たすのが骨盤です。骨盤は、脊柱《せきちゅう》（背骨）と大腿骨《だいたいこつ》（太ももの骨）の間で体を支えている骨の解剖学的名称で、左右一対の寛骨《かんこつ》と仙骨《せんこつ》・尾骨《びこつ》で構成され、上半身と下半身をつなぐ働きをしています。

本来、骨盤は垂直に立っているものですが、さまざまな要因により、現代人の骨盤は前後に傾いていることがほとんどです。そのなかでも、**とくに顕著《けんちょ》なのが、骨盤が後傾している人が実に多いことです。**

現代人の骨盤が後傾する最大の原因は、運動不足とスマホに依存した生活です。交通網が発達し、ＩＴ環境が整った現代社会において、人が体を動かす機会は激減しました。こうした極端な運動不足の状態に、拍車をかけるように体に悪影響を及ぼしているのが、スマホの存在です。

全身の筋力が衰えた状態で、スマホを操作するために前かがみの姿勢をとり続けていると、頭が前方に傾いて肩が内側に入り込む「巻き肩」になります。すると、背中が徐々に丸まってネコ背になります。ネコ背になると、筋力不足により固く萎縮《いしゅく》した大臀筋《だいでんきん》（お尻の筋肉）やハムストリングス（太ももの裏側の筋肉群）に引っぱられて、骨盤が後傾するのです。

骨盤が後傾すると、ひざを真っすぐに伸ばしきることができず、全身のバランスをとるために、無意識のうちに下腹を突き出すようになり、いわゆる「ポッコリおなか」にもなってしまいます。

ここで、自分の姿勢をチェックしてみてください。38ページの右側の図は、耳・肩・腰・ひざ・くるぶしが一直線になった正しい姿勢です。この姿勢は骨盤が垂直に立って初めて保つことができます。一方、骨盤が後傾すると、左側の図のように、背中が丸まって耳や肩やひざが前方に突き出た状態になります。

実際、私は日々の治療のなかで骨盤が後傾している人が圧倒的に多いことを実感しています。また、日本臨床整形外科学会の姉妹組織として2013年に設立された「全国ストップ・ザ・ロコモ協議会」は、**現代の子供はネコ背・あご出し・骨盤後傾がセットとなっており、そのため運動機能に異変が起こり、この30年間で骨折率が3倍になっていると報告しています。**

もちろん、**これは子供に限った話ではなく、日本理学療法学術研修大会など、さまざまな学会において日本人の骨盤が後傾しやすいことが研究発表されています。**

興味深いのは、民族学的にも日本人は骨盤が後傾しやすいという指摘がある点です。

骨盤と姿勢の関係

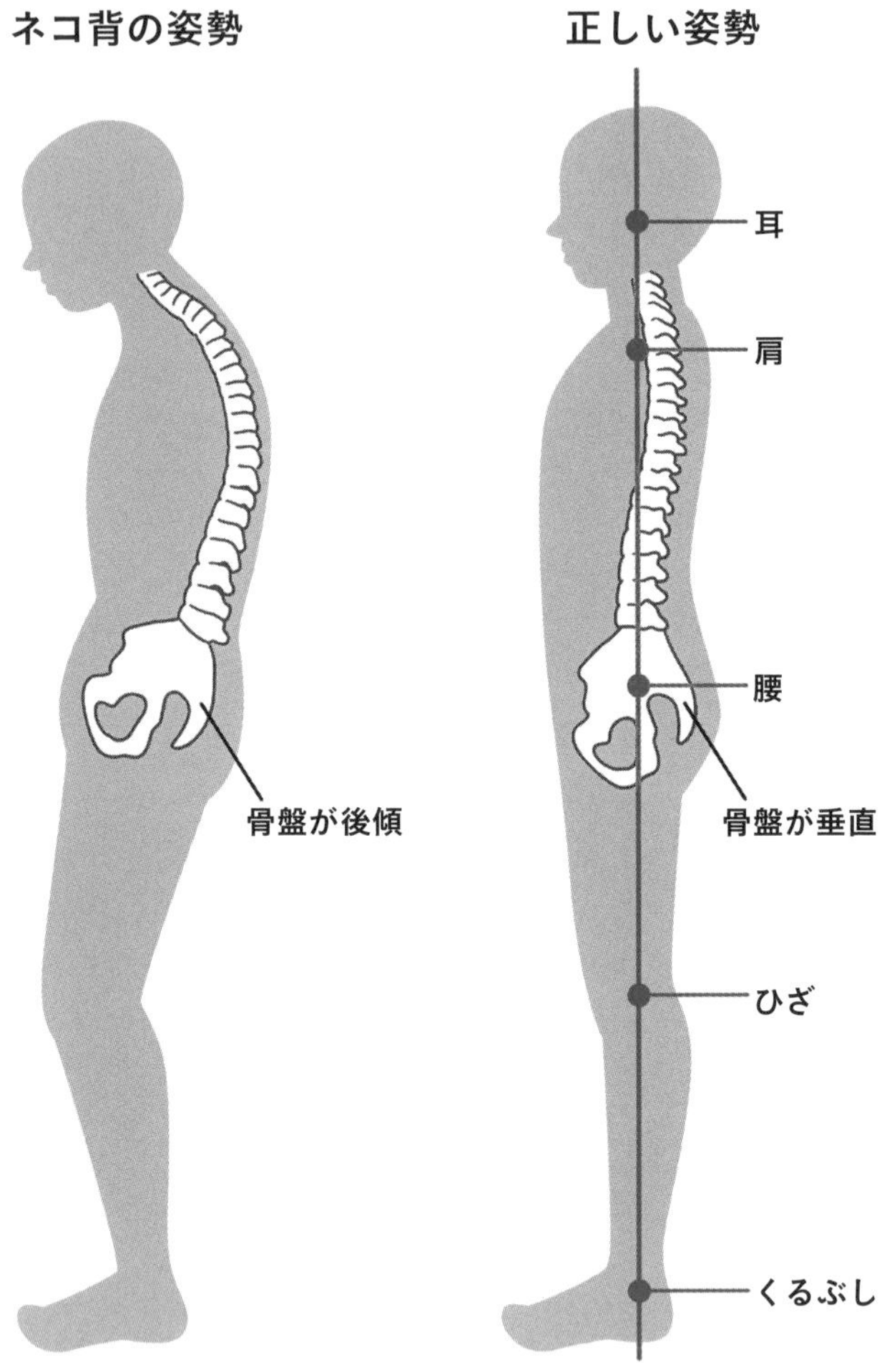

背中が丸まり、ひざが曲がって
下腹が突き出ている

耳・肩・腰・ひざ・くるぶしが
一直線上にきている

すなわち、狩猟民族である欧米人が、移動するために骨盤を前傾させて体に軸をつくっていたのに対し、農耕民族である日本人は、定住し移動することを必要としなかったため、骨盤が後傾しやすくなったというわけです。

直腸屈曲仮説

それでは、この骨盤後傾が便秘とどのようにかかわっているのでしょうか。骨盤が後傾すると、その分、内臓が圧迫されて、本来あるべき位置より下がってしまいます。とくに、骨盤と隣接する直腸は大きな影響を受けるはずです。

このことから私は、**後傾した骨盤によって直腸が圧迫されて曲がっていることが、便秘の隠れた原因になっているのではないかと考えるに至ったのです。**

一般的に、便が滞りやすいのは、回盲口《かいもうこう》（小腸の出口）、上行結腸と横行結腸の角、横行結腸と下行結腸の角、下行結腸とS状結腸の角の四隅といわれています（17ページの図を参照）。しかし、**五つめの角である直腸にも便が滞りやすいのです。**

実際、洋式トイレに座ると直腸肛門角が開く欧米人に比べて、日本人の多くは直腸肛門角が開きにくいといわれています。そのカギを握っているのが骨盤というわけです。

とはいえ、私は医師でもなければ臨床検査技師でもないので、患者さんの直腸の状態を画像などで確認することはできません。そこで私は、**この考えを「直腸屈曲仮説《ちょくちょうくっきょくかせつ》」と命名し、仮説に基づいた検証を行うことにしました。**

まず、多くの日本人の骨盤が後傾している点に関しては、予想をはるかに上回る早さで検証することができました。きっかけは、2023年の春にフジテレビ系列のバラエティ番組『ホンマでっか!? TV』からゲストコメンテーターとして出演依頼があったことでした。明石家《あかしや》さんまさんが司会を務めるその番組には、過去にも何度か出演させていただいたことがありました。

その回のテーマは「太りやすい体質の改善」ということでした。そこで私は「現代人は骨盤が後傾しているため、直腸が曲がって便秘を起こしている。そのため太りやすくなっているので、直腸を真っすぐにすれば、お通じがよくなって太りやすい体質も改善する」という解説をしました。

直腸屈曲仮説

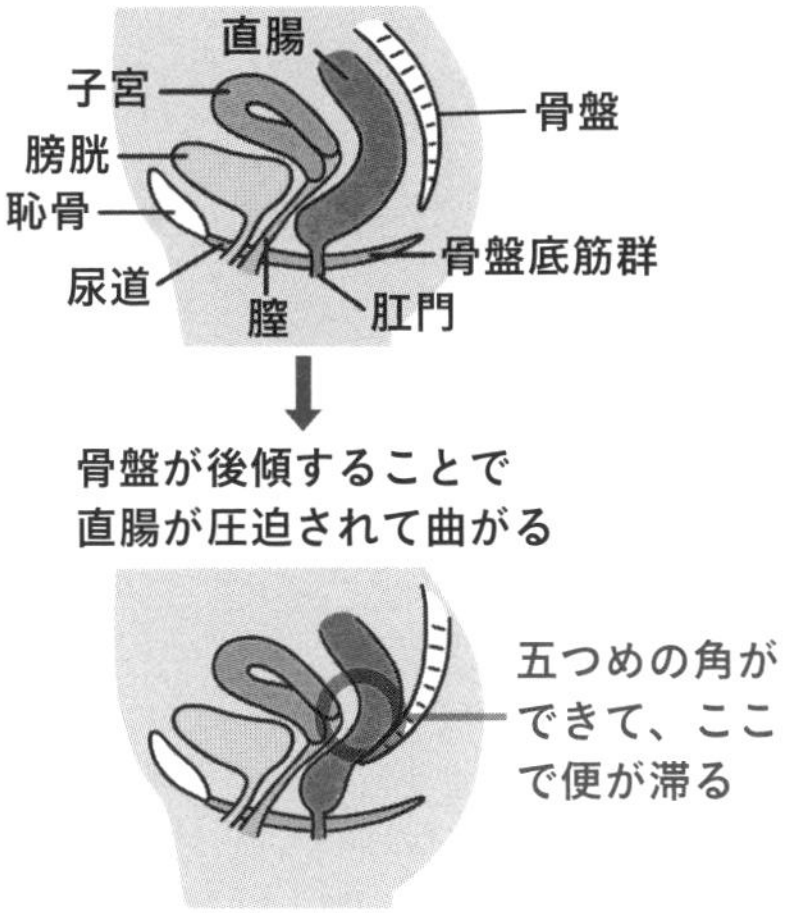

〈側面から見た図〉

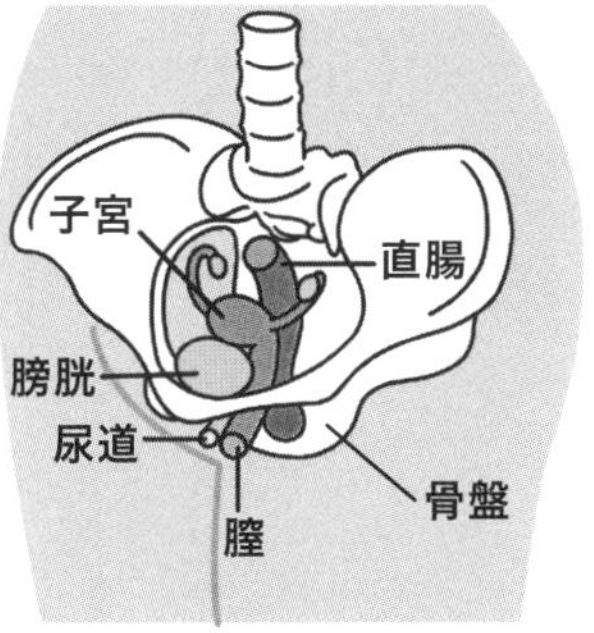

〈女性の下腹を斜め前から見た図〉

そして、**その状態を解決する方法として紹介したのが、本書のタイトルになっている「直腸ストレッチ」だったのです。**ちなみに、直腸ストレッチというネーミングは、番組内で決めていただいたものです。

番組では、ゲストのみなさんの骨盤が後傾していないかを調べるための実験を行いました。

前述したように、全国ストップ・ザ・ロコモ協議会は、現代の子供は骨盤後傾などのために運動機能に異変が起こっていると指摘しています。そして、その異変による現象の一つとして、いわゆる「ヤンキー座り」のできない子供が急増していることをあげています。

ヤンキー座りとは、和式便所を使うときのしゃがんだ姿勢のことをいいます。骨盤が後傾していると、骨盤周辺の筋肉が萎縮し、股関節《こかんせつ》や足首の可動域《かどういき》も狭くなるため、この姿勢がとれなくなるのです。

ゲストのみなさんにヤンキー座りに挑戦してもらったところ、まったくできませんでした。しゃがむ前に横に倒れてしまう方もいたほどです。

その年の5月に放送された番組の反響は大きく、SNSに「直腸ストレッチ」というワードが多数アップされました。このことで、**現代人の骨盤の後傾が便秘を引き起こしていると確信した私は、治療院に来院される患者さんや知人のなかで、便秘に悩んでいるかたがたに直腸ストレッチを実践してもらうことにしました。その結果は、予想どおりでした。便秘が解消したという人が続出したのです。**

次章では、そのデータを紹介するとともに、直腸ストレッチの具体的なやり方をくわしく解説します。便秘に悩まされているかたは、ぜひ一読のうえ、直腸ストレッチの威力を体感してください。

第2章

一日3分でスッキリ出る！
直腸ストレッチのすべて

14人が試して全員に効果

骨盤の後傾によって曲がった現代人の直腸を真っすぐに伸ばして便秘を撃退する「直腸ストレッチ」。その具体的なやり方を紹介する前に、この画期的なメソッドの実効データを公開しましょう。

左ページの表をご覧ください。これは、２０２３年9月から11月までの約2ヵ月半の間に、直腸ストレッチを1週間実践した14人のデータをまとめたものです。

14人の内訳は、男性４人・女性10人。年齢は最年少が12歳、最年長が82歳で、平均年齢は47・４歳になります。

実践にあたっては、一日に最低1度、任意の時間に直腸ストレッチを行い、当てはまる結果にチェックを入れてもらいました。毎日欠かさず行うのが原則ですが、仕事などの関係でむずかしい場合は、できるだけ間隔を空けないようにお願いしました。

ダイエットなどとは違い、結果を数値化するのが困難なため、直腸ストレッチを行った結果を「著効《ちょこう》」「改善」「不変」「悪化」「著《いちじる》しく悪化」の五つに分類し、当てはまる

直腸ストレッチを実行した14人のデータ

No.	イニシャル	年齢	性別	著効	改善	不変	悪化	著しく悪化
1	A・S	40	女性	○				
2	H・S	16	女性	○				
3	T・S	40	男性	○				
4	R・S	12	男性	○				
5	R・I	21	女性	○				
6	M・N	80	女性		○			
7	A・E	77	女性	○				
8	Y・O	74	女性		○			
9	Y・S	22	男性		○			
10	M・T	82	男性		○			
11	T・Y	45	女性	○				
12	M・S	64	女性		○			
13	M・Y	54	女性	○				
14	C・H	37	女性	○				

（実行期間7日）

著効＋改善（9＋5）／14＝14／14＝100%

ものに○をつけてもらいました。

その結果、**14人のうち、「著効」が9人、「改善」が5人で、有効率は（9＋5／14）で100％となりました。**「不変」「悪化」「著しく悪化」は、いずれもゼロでした。

習慣性や依存性、薬剤耐性を伴う薬を飲んだり、高価なサプリメント（栄養補助食品）や健康器具を購入したりしなくても、これだけの効果を得られるのです。試す価値はじゅうぶんにあるといえるでしょう。

全部やってもたった3分で終わる

直腸ストレッチは、3種類のストレッチ、2種類のマッサージ、そして1種類の体操の合計6種類のエクササイズで構成されています。**後傾している骨盤を真っすぐに立てると同時に、蠕動運動を活発にして、直腸へつながる神経を刺激するように設計されています。**そのため、**原則的に1度につき6種類のエクササイズすべてを順番どおりに行います。**

６種類すべてを規定の回数行っても、たったの3分ほどしかかかりません。これなら、めんどうくさがりの人でも実行しやすいでしょう。しかも、すべて一人で行えるものばかりで、特別な道具も必要ありません。

行うのは一日に最低１度。もちろん、それ以上できる人は、いくらやってもけっこうです。やりすぎて体に害が出ることはありません。

最も効果的なのは、朝起きてコップ１杯（約２００ミリリットル）の水を飲んでから行うことです。こうすると、寝ている間に失った水分を補給できると同時に、冷たい水が入ることで胃が刺激を受けます。その刺激によって腸が動きだす「胃結腸反射」が起こり、蠕動運動がより活発になります。なお、このとき飲む水については次章でくわしく解説します。

いずれのエクササイズも、自然に呼吸をしながらリラックスして行ってください。以上を原則的に毎日欠かさず行い、お通じのあった日時を記録しましょう。効果を見える化しておくと、モチベーション（動機づけ）が上がり、さらに継続しやすくなります。

それでは、６種類のエクササイズのやり方を紹介します。

直腸ストレッチ❶

骨盤スタンドアップ

【骨盤スタンドアップのやり方】

❶イスに浅く腰かけて、足を肩幅に開き、かかとを床にピタッとつける
❷上体を前に倒して、おなかと太ももをくっつける
❸両手を太ももの裏側で交差させてロックする
❹イスからお尻を浮かせ、この状態を10秒キープする

2023年5月、『ホンマでっか!? TV』において、「直腸ストレッチ」のネーミングで紹介したのが、このエクササイズです。

当初はこの1種類のストレッチしかありませんでした。それでも、このエクササイズだけを試した20人のうち18人が「効果があった」と答えたデータが残っています。

実行にあたっては、④でお尻を浮かせるときにかかとが浮かないようにすることと、おなかと太ももの間に隙間をつくらないようにすることに気をつけてください。

太ももの裏側を伸ばすことによって、後傾している骨盤が垂直に立ち、内臓の圧迫

が取れて、曲がっていた直腸が真っすぐに伸びます。

直腸ストレッチ②　4の字前屈

【4の字前屈のやり方】

❶床に座って片方の足を真っすぐ前に伸ばし、反対の足を太ももの下でクロスさせて数字の「4」の形にする
❷上体を前に倒して、伸ばした足のつま先を両手でつかみ、10秒キープする
❸足を組み替えて同様に行う

骨盤スタンドアップが立ち上がっての前屈（立位体前屈《りついたいぜんくつ》）によって太ももの裏を伸ばすのに対して、床に座っての前屈（長座《ちょうざ》体前屈）によって太ももの裏を伸ばすのが、この4の字前屈です。骨盤スタンドアップと同様に、骨盤の後傾を矯正《きょうせい》する効果があります。

②でつま先をつかみにいくときに、体が硬くてつらい場合は、ひざを軽く曲げても

直腸ストレッチ 1

骨盤スタンドアップ

骨盤スタンドアップのやり方

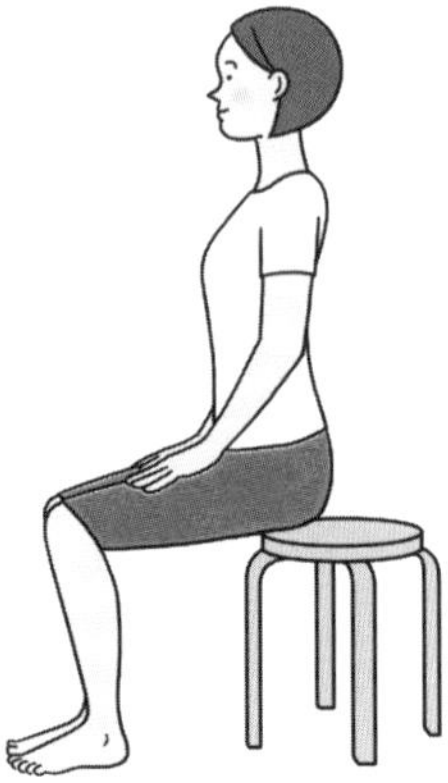

1　イスに浅く腰かけて、足を肩幅に開き、
かかとを床にピタッとつける

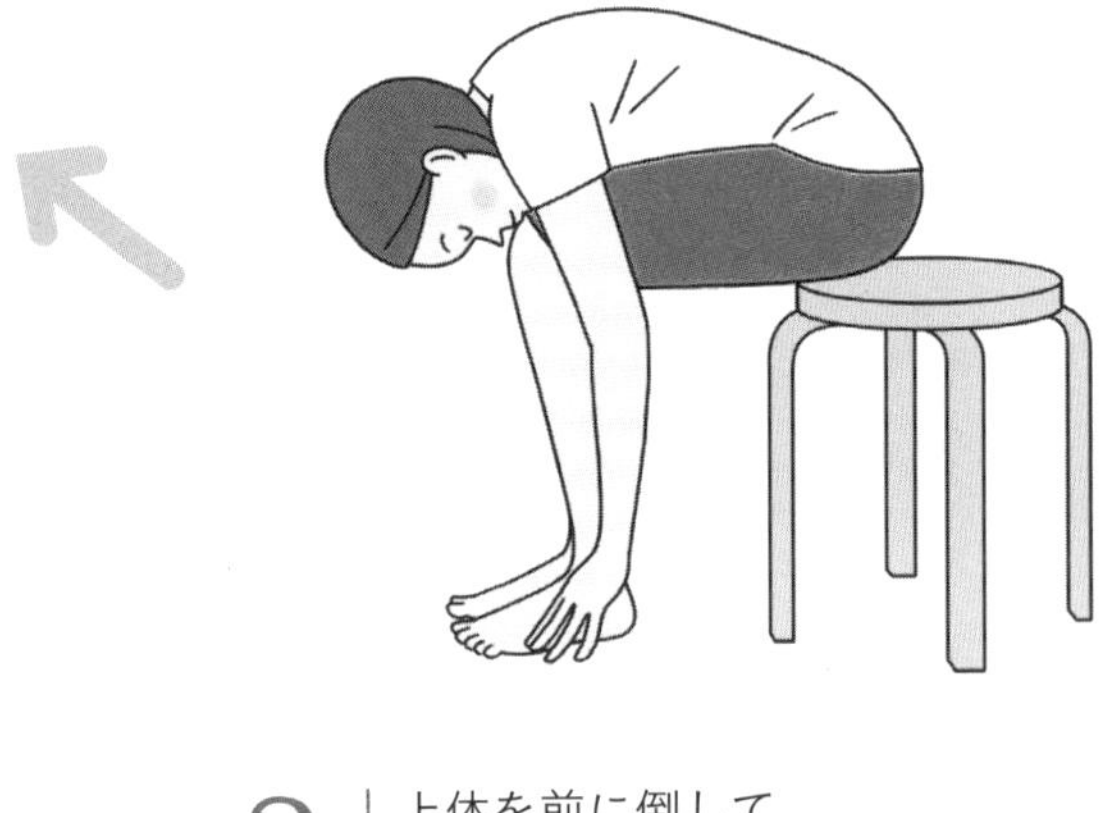

2　上体を前に倒して、
おなかと太ももをくっつける

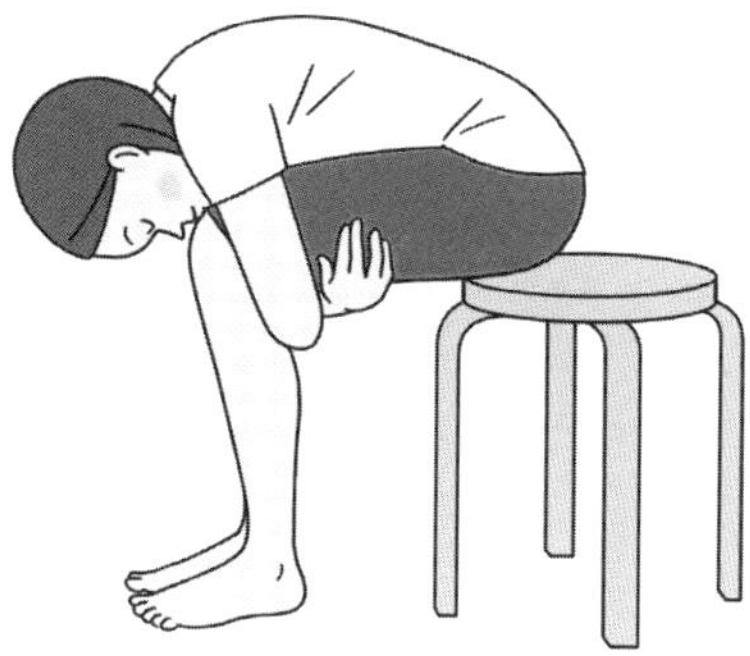

3　両手を太ももの裏側で交差させて
ロックする

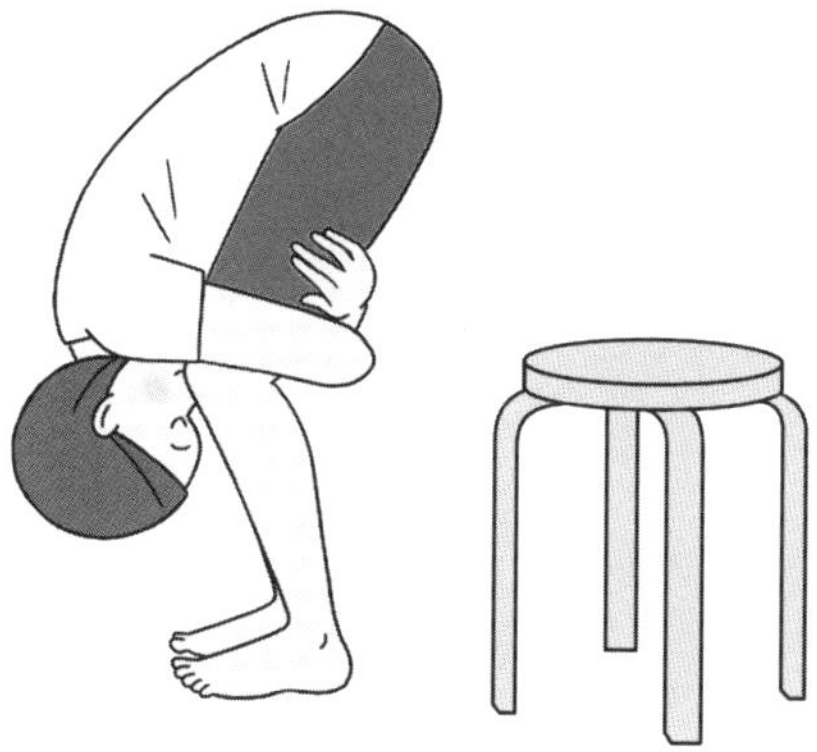

4　イスからお尻を浮かせ、
この状態を10秒キープする

直腸ストレッチ❷

4の字前屈

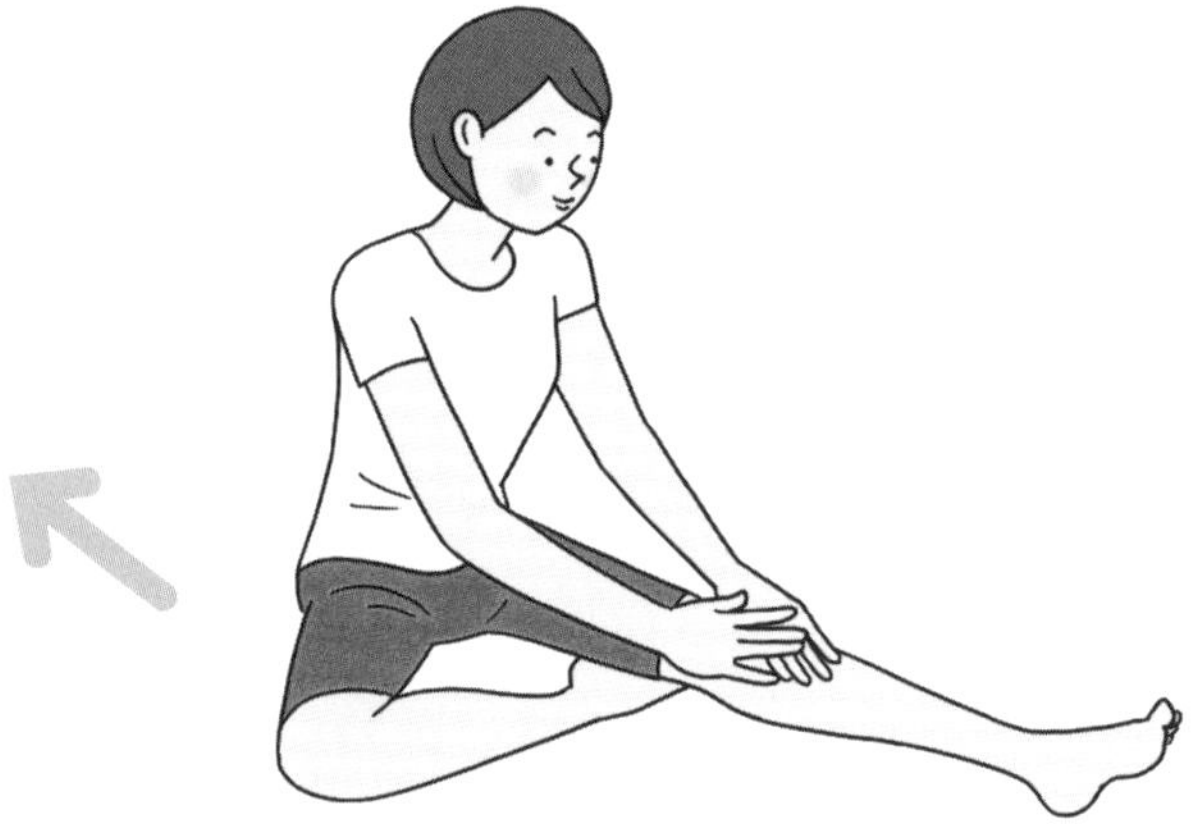

1 床に座って片方の足を真っすぐ前に伸ばし、反対の足を太ももの下でクロスさせて数字の「4」の形にする

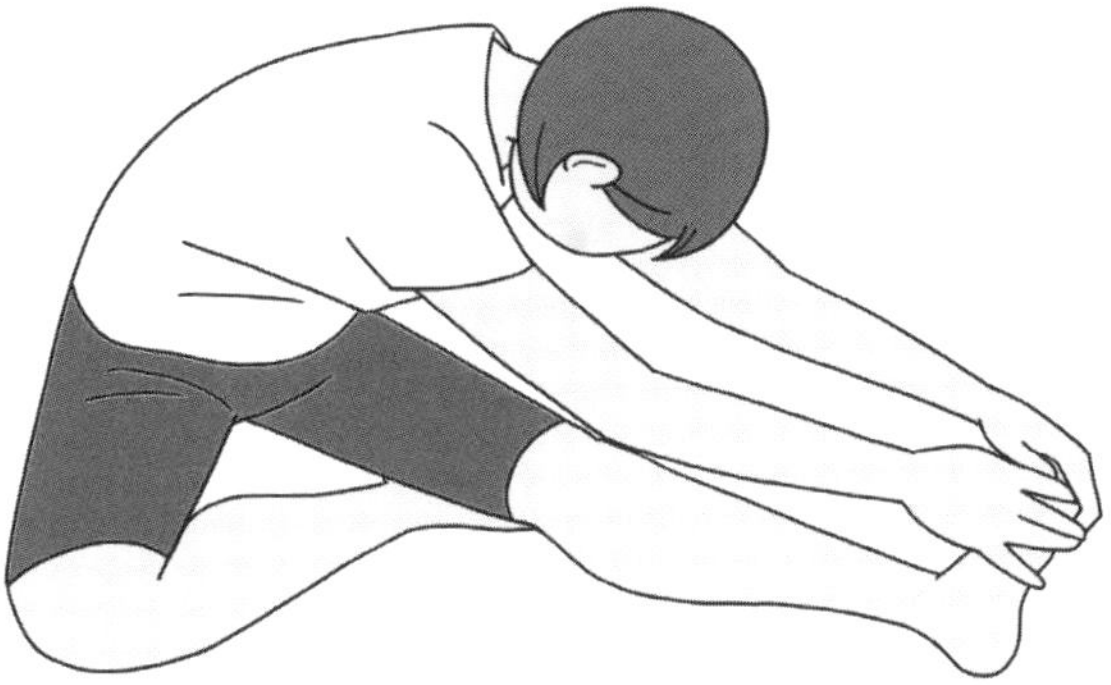

2 上体を前に倒して、伸ばした足のつま先を両手でつかみ、10秒キープする

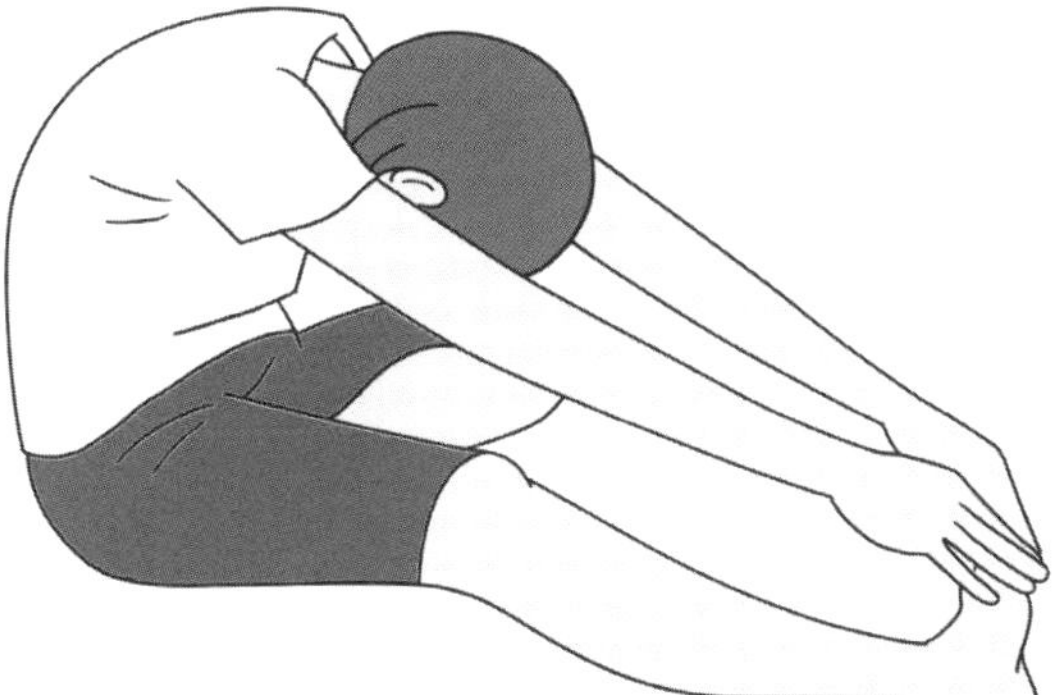

3 足を組み替えて同様に行う

かまいません。ひざを伸ばしたまま無理に前屈をすると、腰を痛める危険があるので注意してください。また、このときに息を止めないようにもしましょう。

ちなみに、私が小学生のころの体力テストでは、前屈といえば立位体前屈でした。しかし、立位体前屈で転倒し、ケガをする児童がふえたため、１９９９年からより安全な長座体前屈に変更になったそうです。ここにも、現代の子供たちの運動器（体を動かす仕組み）の異変が見て取れます。

直腸ストレッチ❸ ゴロ寝ゆりかご

【ゴロ寝ゆりかごのやり方】

❶床にあおむけに寝て、両足を上げてひざを直角に曲げる
❷左右のひざの裏に左右の手のひらを当てて、全身を前後に10回揺らす
❸両足を天井に向けて伸ばし、左右の手でふくらはぎの下をつかんで手前に引き寄せて、10～20秒キープする

太ももの裏を伸ばすと同時に、腹筋《ふっきん》も鍛《きた》えることのできるエクササイズです。

便秘の人は総じて腹筋が弱いものです。ある健康情報番組を見ていたところ、便秘の人がクランチ（あおむけに寝てひざを直角に曲げ、肩甲骨《けんこうこつ》のあたりから上体を丸める腹筋運動）に挑戦したものの、10回もできていませんでした。

ゴロ寝ゆりかごは、②で全身を前後に揺らすことで腹筋を鍛え、③で足を引き寄せることで太ももの裏を伸ばして骨盤を立てます。

骨盤スタンドアップと4の字前屈は、ハムストリングス全体を伸ばすことができます。それに対し、ゴロ寝ゆりかごは、足を肩幅に開いて引き寄せるとハムストリングスのうちの大腿《だいたい》二《に》頭筋《とうきん》を、足を閉じて引き寄せると半腱様筋《はんけんようきん》と半膜《はんまく》様筋を伸ばすことができます。

なお、③で足を引き寄せるときは、自分でできる範囲内で行いましょう。

また、②で全身を揺らすときに背中が痛い人は、床にマットなどを敷いて行ってください。

直腸ストレッチ❸

ゴロ寝ゆりかご

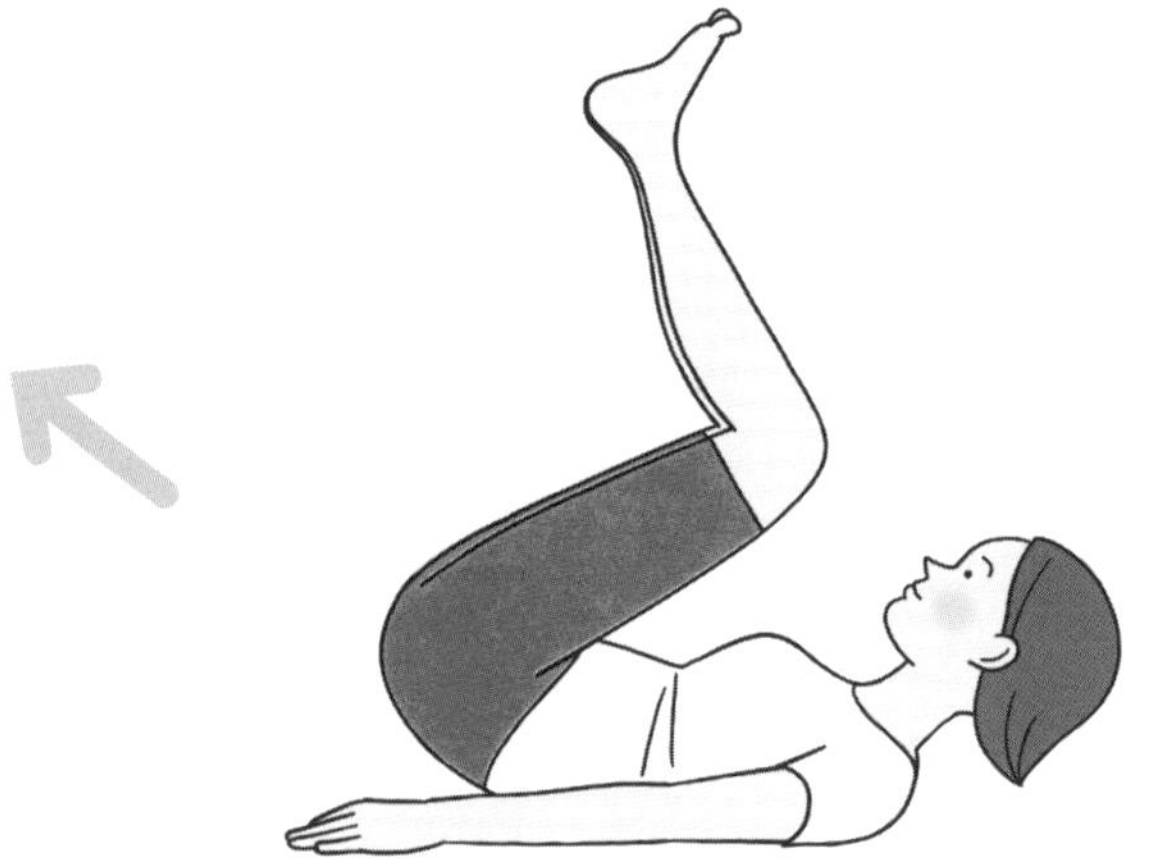

1　床にあおむけに寝て、両足を上げて
ひざを直角に曲げる

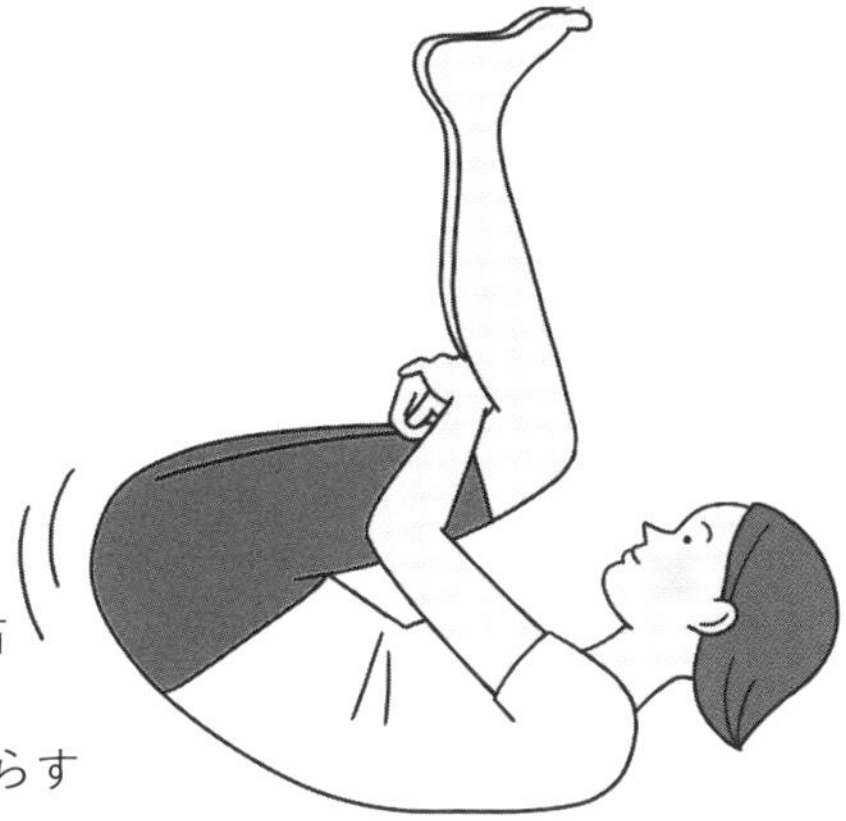

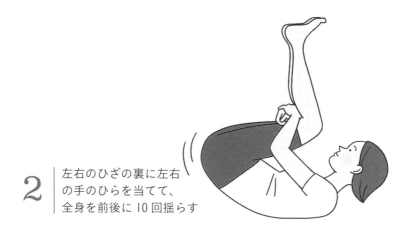

2　左右のひざの裏に左右の手のひらを当てて、全身を前後に10回揺らす

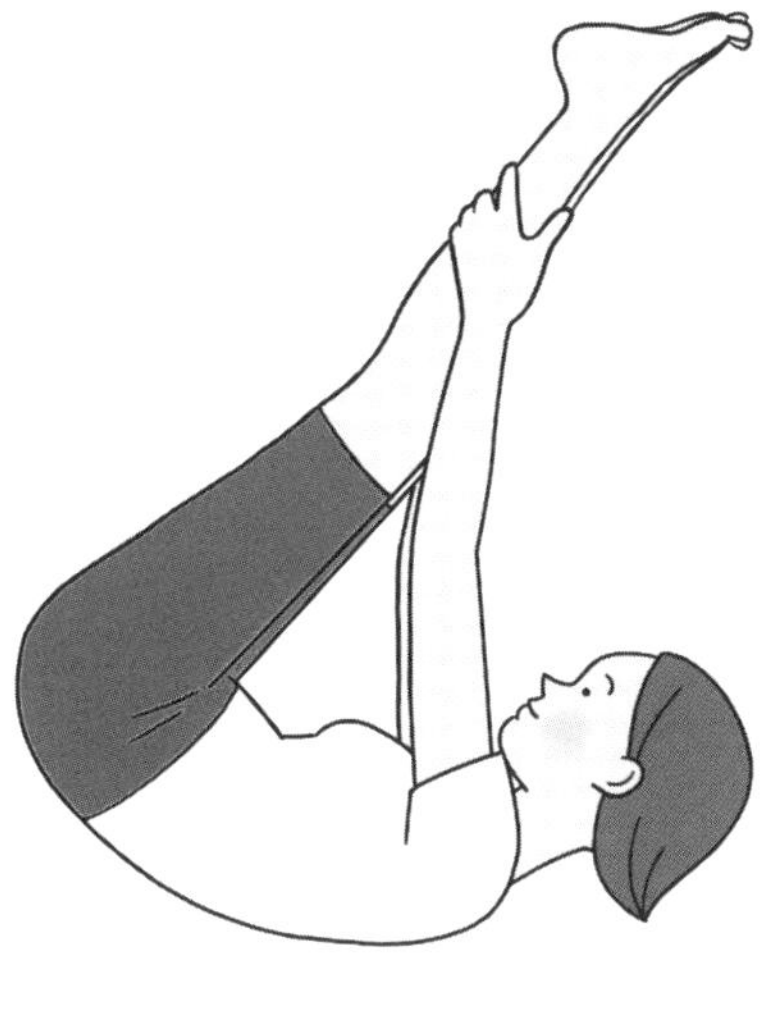

3　両足を天井に向けて伸ばし、左右の手でふくらはぎの下をつかんで手前に引き寄せて、10～20秒キープする

直腸ストレッチ④

肝腸マッサージ

【肝腸《かんちょう》マッサージのやり方】

❶床にあおむけに寝て、両ひざを軽く曲げる

❷右手の手のひらを右の鼠径部《そけいぶ》（太もものつけ根の内側にある溝）に、左手の手のひらを左の肋骨《ろっこつ》の下端に当てる

❸右手で右の肋骨の下端まで、左手で左の鼠径部まで、同時に軽く押しながらなでることを1分間くり返す

3種類のストレッチが終わったら、マッサージに移行します。

右手は上行結腸を下から上に、左手は下行結腸を上から下にマッサージすることで、腸内にとどまった便を送り出します。

右の肋骨の下端には肝臓があります。肝臓を刺激することで、「天然の便秘薬」といわれる胆汁の分泌を促すことができます。

肝臓と腸を同時に刺激することから「肝腸マッサージ」とネーミングしました。

「浣腸《かんちょう》」のようなな効果が期待できるマッサージです。

直腸ストレッチ⑤　「ぬ」の字マッサージ

【「ぬ」の字マッサージのやり方】

❶床にあおむけに寝て、両ひざを軽く曲げる
❷左手の手のひらを右の肋骨の下端に当てる。「ぬ」の字の1画めを書くように、ヘソのあたりまで軽く押しながらなでる
❸右手の手のひらを左の肋骨の下端に当てる。「ぬ」の字の2画めを書くように、右の鼠径部〜右の肋骨の下端〜みぞおち〜左の鼠径部までを、軽く押しながらなでる
❹②③を1分間くり返す

便秘に効くマッサージといえば、ヘソを中心に大腸の形に沿って時計回りに「の」の字を書くように行う「の」の字マッサージが有名です。その「の」の字マッサージの効果をさらに強力にすべく考案したのが、「ぬ」の字マッサージです。

直腸ストレッチ④

肝腸マッサージ

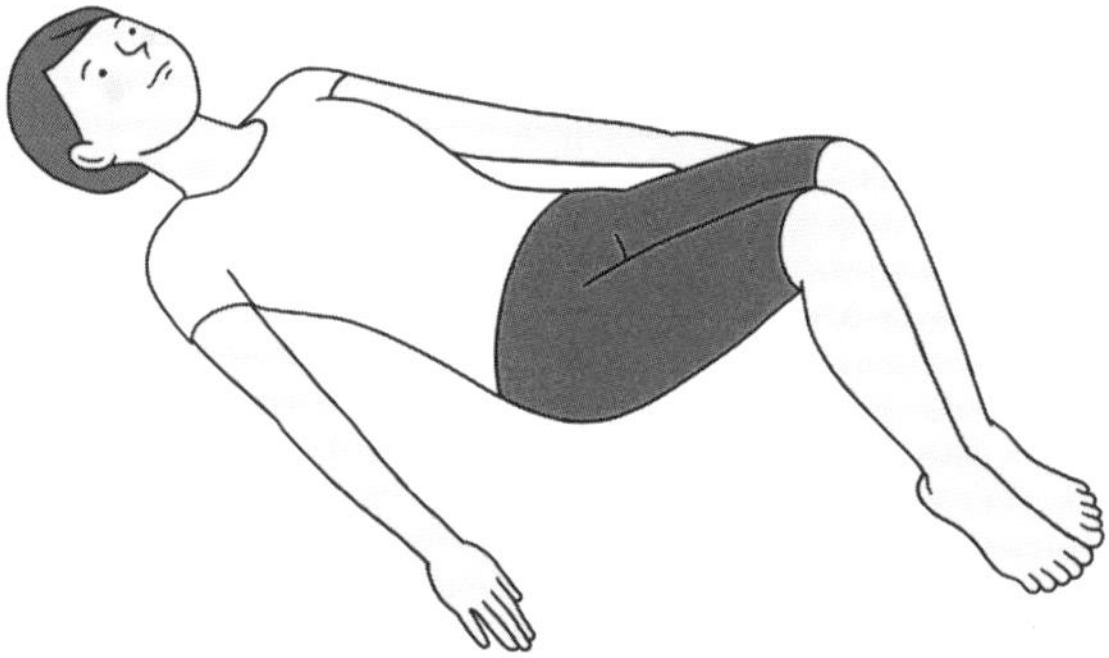

1 床にあおむけに寝て、両ひざを軽く曲げる

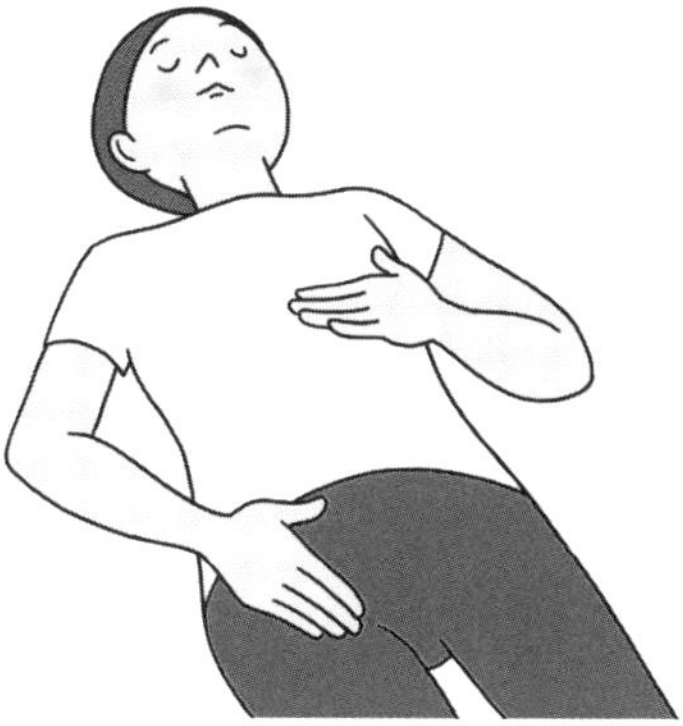

2　右手の手のひらを右の鼠径部に、左手の手のひらを左の肋骨の下端に当てる

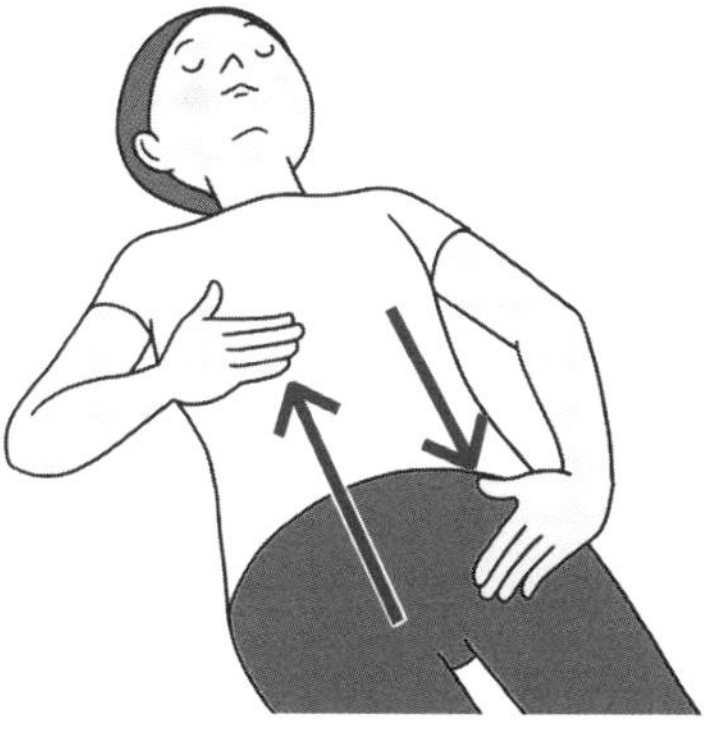

3　右手で右の肋骨の下端まで、左手で左の鼠径部まで、同時に軽く押しながらなでることを１分間くり返す

直腸ストレッチ5

「ぬ」の字マッサージ

「ぬ」の字マッサージのやり方

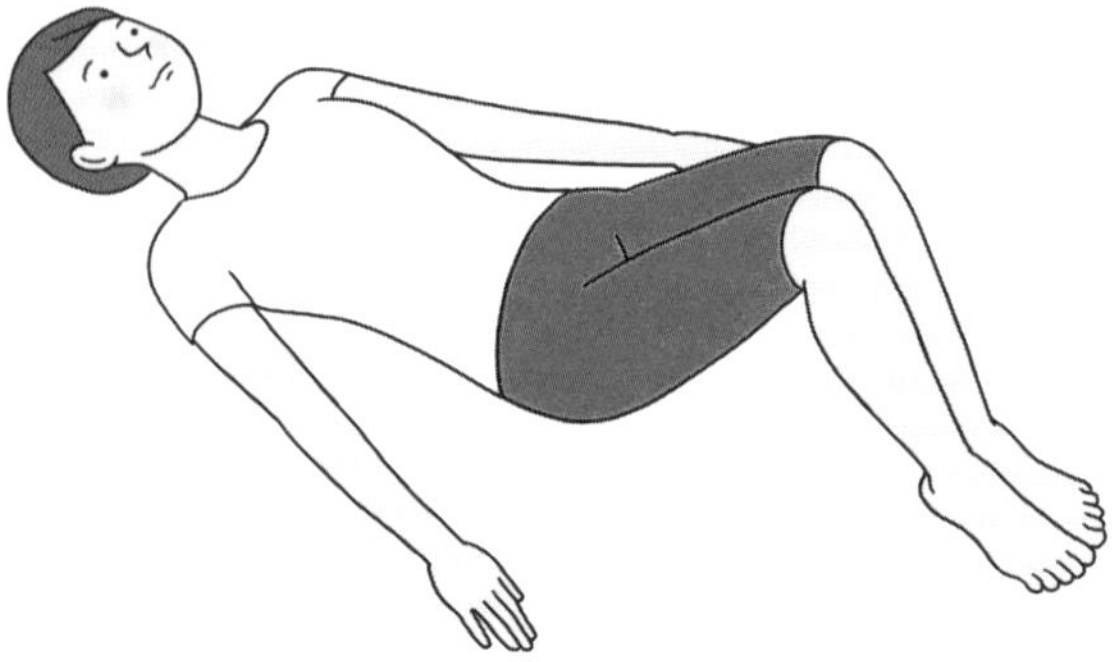

1 床にあおむけに寝て、両ひざを軽く曲げる

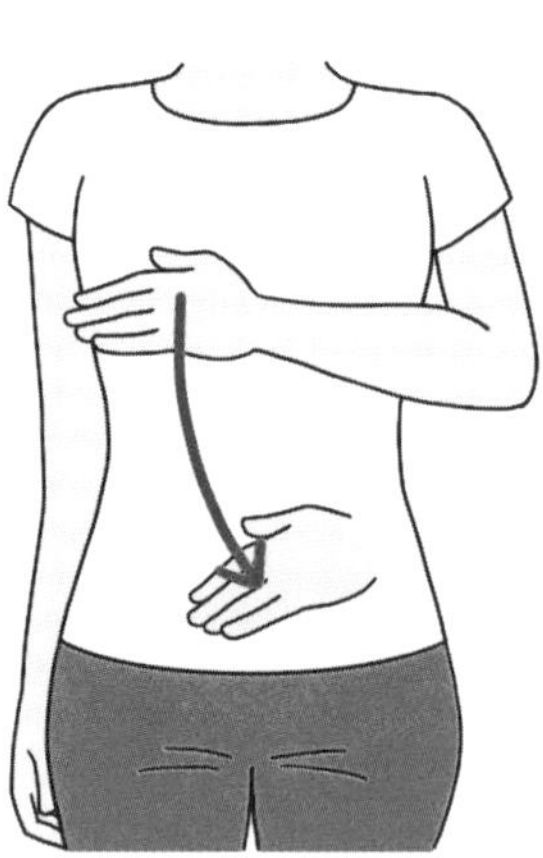

2 左手の手のひらを右の肋骨の下端に当てる。「ぬ」の字の1画めを書くように、ヘソのあたりまで軽く押しながらなでる

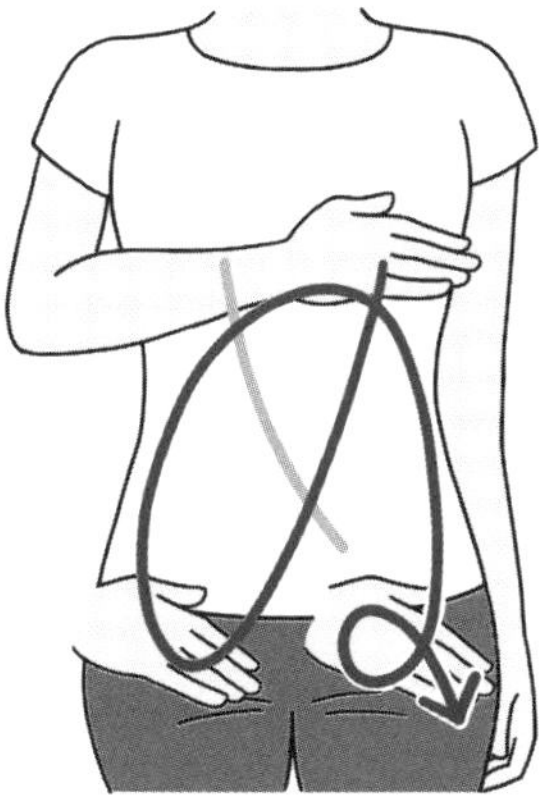

3　右手の手のひらを左の肋骨の下端に当てる。「ぬ」の字の2画めを書くように、右の鼠径部〜右の肋骨の下端〜みぞおち〜左の鼠径部までを、軽く押しながらなでる

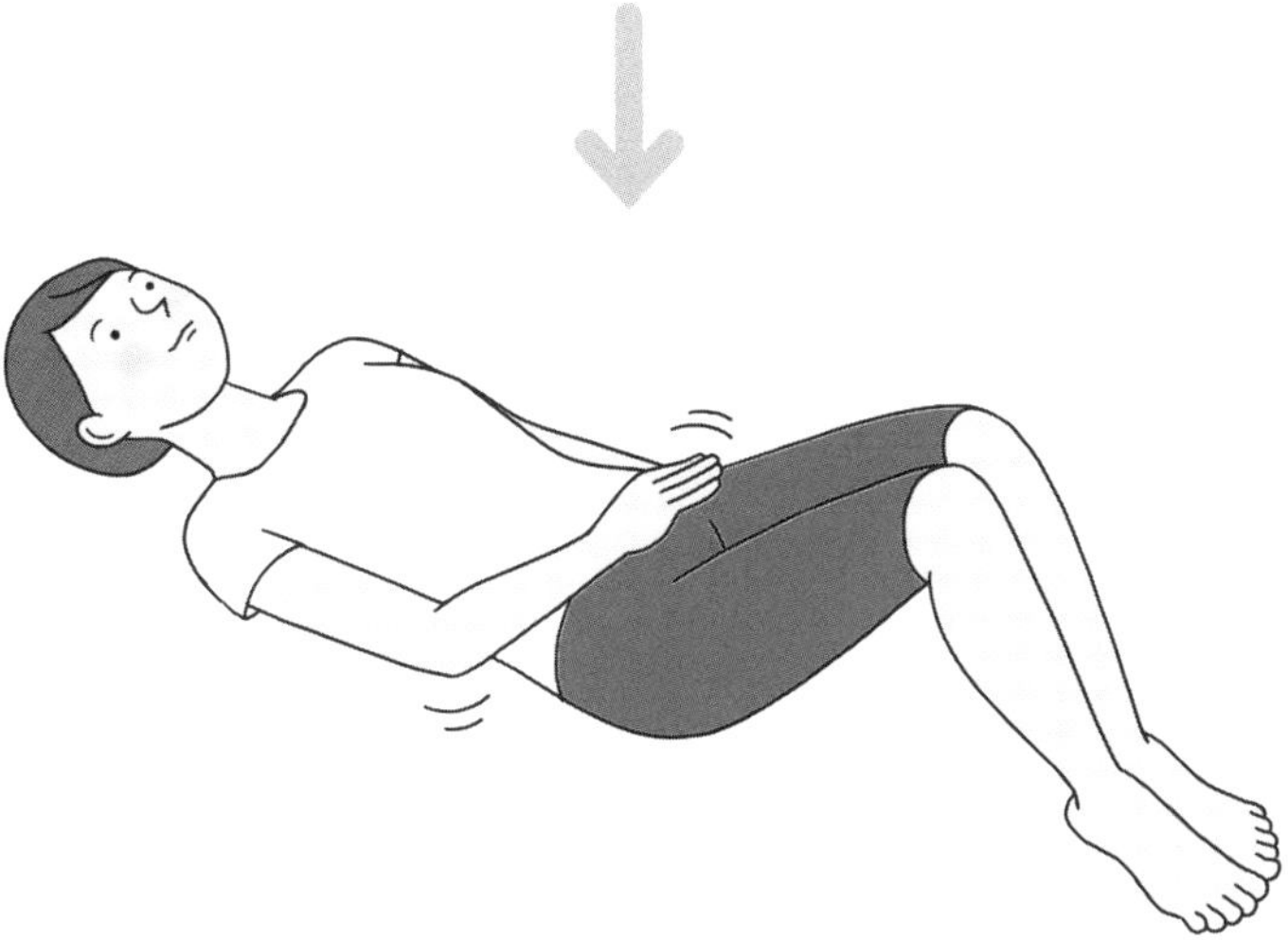

4　②③を1分間くり返す

②で肝臓を刺激して胆汁の分泌を促し、③で上行結腸、横行結腸、下行結腸を刺激して便を直腸に向かって送り出します。そして、2画めの最後のくるりと回る「結び」のところで直腸を刺激します。「結び」のマッサージを念入りに行うと、より高い効果が期待できます。

直腸ストレッチ❻ 仙骨孔たたき

【仙骨孔《せんこつこう》たたきのやり方】

❶イスに腰かけて、お尻の割れめの左右に左右の手のこぶしを当てる

❷左右の手で同時に30秒間たたく

直腸ストレッチの最後に体操を行います。体操といっても、決してむずかしいものではありません。お尻をこぶしでたたくだけです。

腰椎《ようつい》(背骨の腰の部分)の下には、仙骨という逆三角形の骨があります。ちょうどお尻の割れめのところにあたります。この仙骨の左右には、仙骨孔という穴が四つず

つ開いています。仙骨孔からは仙骨神経という神経が出ており、その一部が肛門や膀胱《ぼうこう》、直腸に延びて、直腸や肛門の感覚や運動を支配しているのです。

実は、柔道整復師の間では、仙骨孔の刺激がお通じをよくすることはよく知られた話です。足にしびれがある場合、仙骨孔のある部位をマッサージしたり、電気を通したりすると、しびれが取れると同時にお通じがついて、ときにはトイレに間に合わないということもあるのです。いってみれば「接骨院あるある」の一つというところでしょうか。

この特性を生かして考案したのが仙骨孔たたきです。**仙骨孔のある部位をこぶしで軽くたたくことによって仙骨神経に刺激が伝わり、自然なお通じがつくようになります。**

以上の6種類のエクササイズを行うと、後傾していた骨盤が垂直に立って直腸が真っすぐになり、肝臓と腸の動きが活発になって、快適な排便が実現します。ぜひお試しください。

仙骨孔たたきのやり方

直腸ストレッチ❻

仙骨孔たたき

仙骨孔

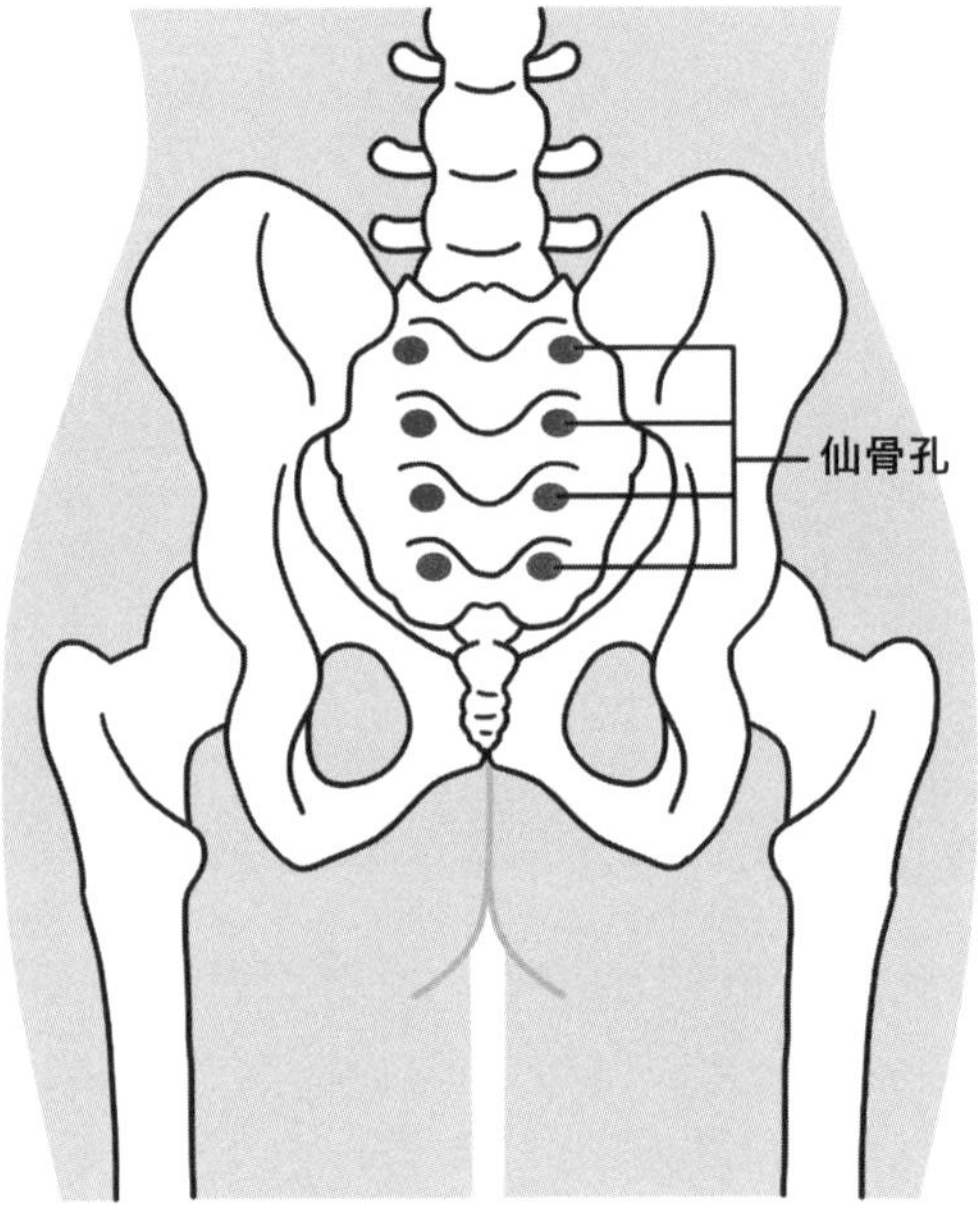

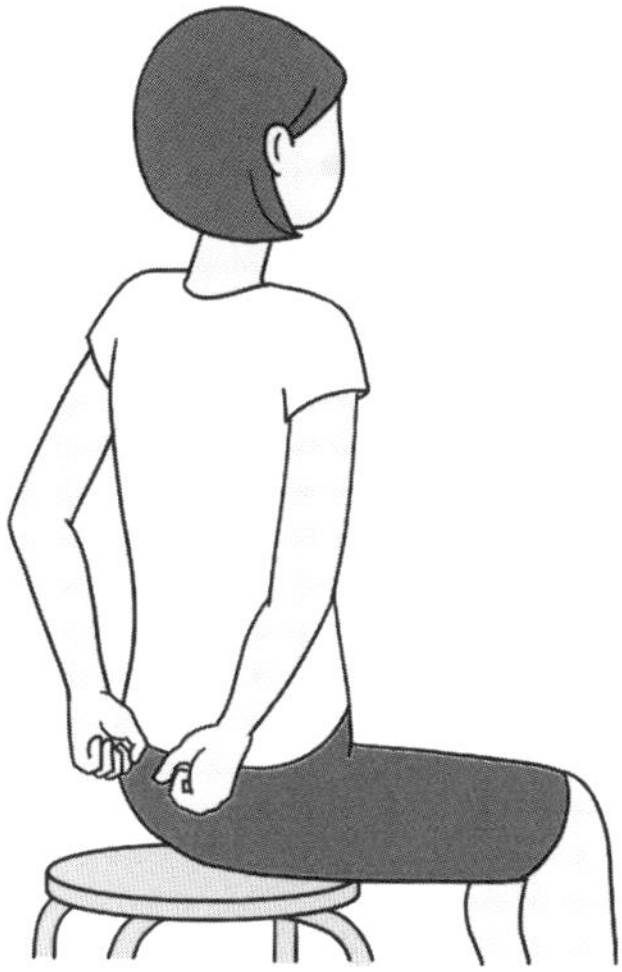

1　イスに腰かけて、お尻の割れめの左右に左右の手のこぶしを当てる

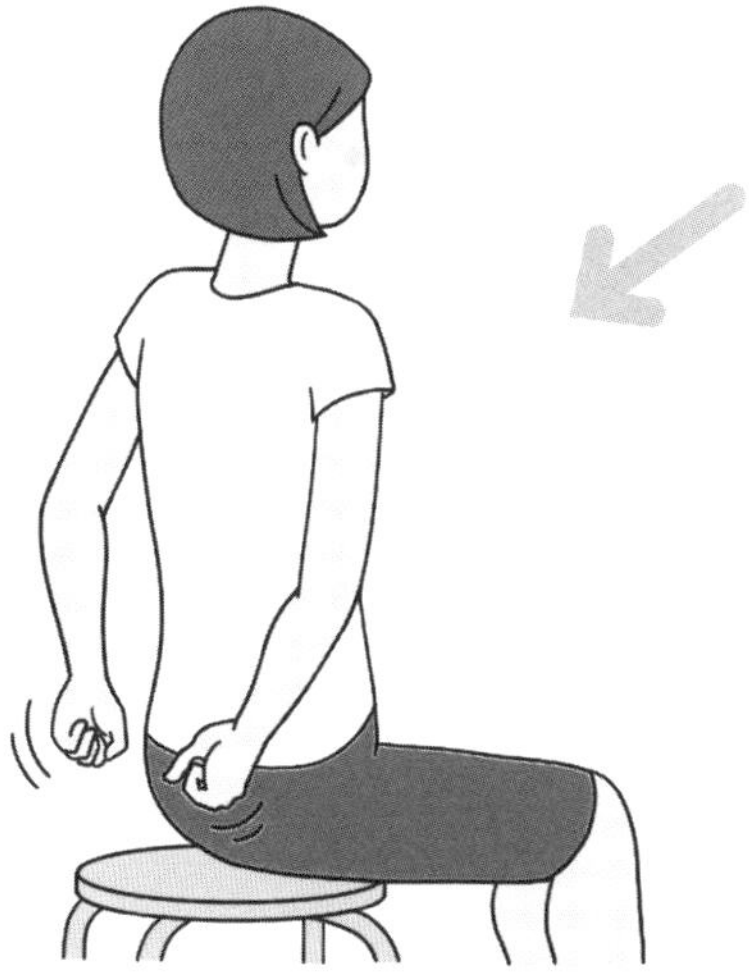

2　左右の手で同時に30秒間たたく

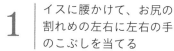

Column

「姿勢」という新しい視点に立って考案された直腸ストレッチは医師にはない発想から生まれたセルフケアで便秘に対する効果がじゅうぶんに期待できる

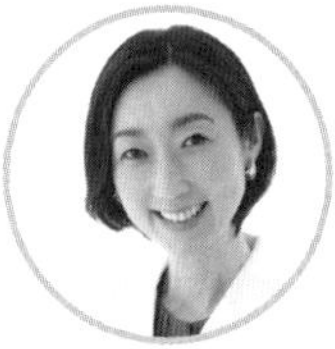

医学博士・内科医・脳神経内科専門医・抗加齢医学専門医
山下 あきこ

▼運動不足による筋力低下が原因で便秘が急増

私は脳神経内科専門医として、脳神経系の疾患の診療を行っています。その関係から、とくに高齢の患者さんと接する機会が多く、長年、診療の合間に老人ホームで入居者さんたちの健康状態も診《み》てきました。そこで目の当《ま》たりにしたのは、入居者さんの約9割が便秘状態という現実でした。

その原因を探ってみると、運動不足による筋力低下が明らかでした。この年代の人たちは、若いころに体を動かす機会が非常に多かったはずです。現在80歳になる私の母も、小学校まで7キロの距離を歩いて通っていたといいます。それが、交通網の発達やITの普及などにより、**体を動かす機会がめっきりとへり、そのために全身の筋力が低下して便秘を引き起こしているのです。**

一方、若い人たちはというと、下痢タイプと便秘タイプに二分されています。これは、幼少期から体を動かす機会が少ないことに加えて、**自律神経の乱れが大きな原因となっています。ストレスのために日々の緊張があまりに強くなり、腸の動きをコントロールできなくなっているのです。**

そのため、ちょっとした刺激で腸が過剰に動いたり、逆に何日もお通じがつかなくなったりしているというわけです。自律神経のうち、緊張モードの交感神経が常に優位になっていて、夜間にリラックスモードの副交感神経が優位になり、朝になったら排泄するという人間本来のリズムがくずれているのです。この傾向は、若い人のなかでもとくに男性に顕著です。

それでは、お年寄りにせよ、若い人にせよ、どのくらい体を動かしていないのでしょうか。調べてみると、興味深いデータに行き当たりました。

２０１１年にオーストラリアのシドニー大学が実施した調査によると、調査対象となった20ヵ国・地域における一日の座位時間は、日本がサウジアラビアと並んで1位であることが判明したのです。20ヵ国・地域の平均座位時間３００分に対して、日本は４２０分というのですから、なんと2時間も長いことになります。つまり、**日本人は世界でいちばん座っている時間が長い、すなわち体を動かしていないわけです。**

これだけ座っている時間が長ければ、筋力が低下して便秘になるのもうなずける話です。しかも、座っている時間が長いことによって起こる弊害は、筋力の低下だけではありません。もう一つ、非常に大きな弊害が考えられます。それは、姿勢への悪影響です。

▼骨盤底筋群や恥骨直腸筋にも影響

座っている時間が長ければ長いほど姿勢が前かがみになってきます。最初は背すじをピンと伸ばしていても、時間の経過とともに、だんだんと背中が丸まってきます。実際にその変化を調べた研究もあり、5分経過すると何度、さらに5分経過すると何度傾いたというデータが発表されていました。

前出のシドニー大学の調査で判明した420分という日本人の座位時間は、あらゆる年代を含めた平均時間です。ところが、現代の30代の日本人の平均座位時間は、なんと480分といわれているのです。それだけ座っていたら、背すじが丸まってくるのも当然でしょう。

こうして背中が丸まると、それに呼応してお尻から太ももの裏にかけての筋肉が萎縮してきます。すると、その萎縮した筋肉に引っぱられて、骨盤が後傾してきます。ここでお気づきになった読者のみなさんは多いのではないでしょうか。そうです。**この現象は、高林先生が提唱している「直腸屈曲仮説」とみごとに合致しているのです。**

直腸屈曲仮説を簡潔に説明すると、「現代人のほとんどは骨盤が後傾しており、そのために直腸が圧迫されて曲がり、便が出にくくなっている」となります。

現時点で、日本人の何割くらいの骨盤が後傾しているかというデータは、まだ見つかっていません。しかし、前述した座位時間の長さに影響される姿勢の変化と人体のメカニズムを考えると、かなりの数の日本人の骨盤が後傾しているのはまず間違いないでしょう。

また、**座位時間が長いと骨盤底筋群《こつばんていきんぐん》も弱ってきます。**骨盤底筋群とは、骨盤の下にある筋肉の総称で、直腸や膀胱、女性の場合は子宮《しきゅう》など、骨盤内の臓器を支える役割をになっています。**この骨盤底筋群の働きが低下することによって、直腸が圧迫を受け、曲がることはじゅうぶんに考えられます。**

もう一つ、恥骨直腸筋への影響も考えられます。恥骨直腸筋は、恥骨の内側と直腸の背後をつなぐ筋肉で、肛門を腹部側に引っぱって、直腸と肛門の間に屈曲（直腸肛門角）を形成する働きをしています（33ページの図を参照）。**座位時間が長くなることによって恥骨直腸筋が弱ると、萎縮して緩めることができなくなります。**

筋力が弱るというと、緩みそうなイメージがありますが、逆に萎縮して緩められなくなるという現象も起こるのです。**すると、直腸が曲がったままの状態になり、排便が困難になります。**

骨盤底筋群

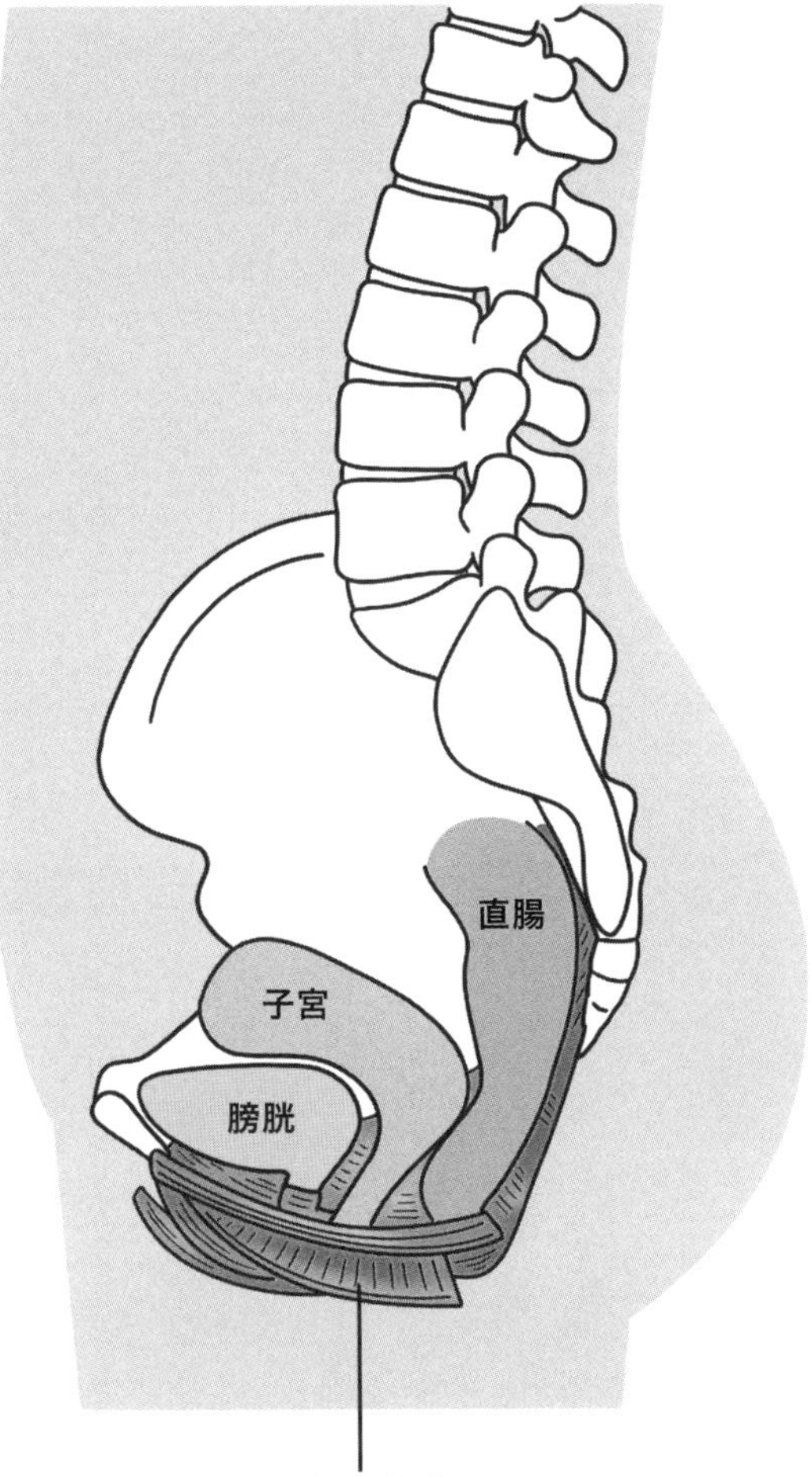

▼患者さんも医療者も意識改革すべき

こうした一連の悪循環を改善するために考案されたのが、直腸ストレッチです。私が最初に直腸ストレッチを目にしたのは、2023年5月、フジテレビ系列の人気番組『ホンマでっか!? TV』においてでした。同番組には、私もコメンテーターの一人として何度か出演したことがあり、自分が出演していない回の放送もよくチェックしていたのです。

そのとき、高林先生の解説を聞いて、最も興味を抱いたのが「姿勢」でした。姿勢を改善することによって便秘を改善するという発想に、大いに共感したのです。

本書の第1章で高林先生も述べられているように、介護の現場では、排便時の姿勢を工夫することによって、被介護者の便秘を改善することが実践されており、関連した論文も多数発表されています。

ところが、残念なことに、医療の現場では、「姿勢によって便秘を改善する」という発想がほぼ皆無といってよい状態なのです。介護の現場では常識といっても過言ではない「考える人」のポーズ（33ページの図を参照）も、医療の現場ではほとんど認知されていません。
一般的な医師の視点は、腸の中と腸壁に限定されています。便が硬くて出ないのなら、軟らかくして出せばよいという考えに基づいているので、自《おの》ずと投薬治療が中心にならざるを得ません。初期は酸化マグネシウム剤のような作用のおだやかな薬から始めても、薬剤耐性が現れるに従って作用の強い薬になり、最後は便を液状にして腹部を押さなければ排泄できなくなるということも、めずらしくありません。

その意味で、**姿勢を矯正することによって直腸の圧迫を取り、便秘を改善させる直腸ストレッチは、非常に意義深い、画期的なセルフケアといえるでしょう。6種類のエクササイズすべてが理にかなっており、しかも誰もが手軽に行えるように考案されています。日常生活では実行する機会が少ない動作で構成されており、胆汁の分泌を促すことにより、腸内フローラ（腸内細菌叢《さいきんそう》）が整えば、インスリンの分泌も活発になる可能性が期待できます。**

私は、この「姿勢から不調を正す」という新しい視点を、一人でも多くの人たちに知ってほしいと思います。とくに、現在の若い世代の人たちが高齢になる前から意識改革をしなければ、増大する医療費の問題も含めて、この国の危機を感じます。

それは医療者も同様です。**今後は「調子が悪くなったら薬」という考えを断ち切って、姿勢に意識を向けることが、この国の未来にとって必須《ひっす》なのではないでしょうか。**

山下あきこ（やました・あきこ）

1974年、佐賀県生まれ。99年、川崎医科大学卒業。2001年、福岡大学病院脳神経内科勤務。05年、フロリダ州メイヨークリニックジャクソンビル神経内科に留学。07年、佐賀県如水会今村病院神経内科医長などを経て、病気を治すより人々が健康づくりを楽しむ社会をめざして、16年に株式会社マインドフルヘルスを設立。アンチエイジング医学、脳科学、マインドフルネス、コーチングをとり入れたセミナー、企業研修、個人健康コンサルティングなどを行っている。医学博士、内科医、脳神経内科専門医、抗加齢医学専門医。

第3章

「排便力」を高める日常生活の工夫

ちょっとした習慣で「排便力」はみるみる高まる

「食」は、人間が生きていくうえでの根幹となる営みです。食べたものから栄養を吸収し、その栄養をエネルギーに換えて活動する。これは、人間に限らず、あらゆる生物にとって欠かすことのできない生命活動です。

そして、食べたものを体の中で利用したあとに、不要になったものを便として排出することも、食べることと同じくらい重要な営みです。ところが、この重要な排泄という行為が思うようにいかない人たちが急増しています。口から「入れる」ことばかりに意識がいって、「出す」ことの重要性を忘れがちになっているのかもしれません。

しかし、排便する能力、すなわち「排便力」は、もともと人間の体に本能として備《そな》わっているものです。日常生活を送るうえでのちょっとした習慣により、従来の排便力を取り戻すことは、決してむずかしいことではないのです。

本章では、第2章で公開した直腸ストレッチの効果をより高める日常生活の工夫を紹介します。食事、睡眠、トイレの使い方……どれも手軽に行える方法ばかりです。

ぜひ実行して、あなたの排便力を高めてください。

また、第1章で便秘が招くさまざまな弊害についてふれましたが、本章では排便力を高めて快便になることによってもたらされる意外な効用も紹介します。

どうせ飲むなら硬水か炭酸水

第2章で、直腸ストレッチを行うのに最も効果的なのは、朝起きてコップ1杯の水を飲んだあとと述べました。そして、このときのコップ1杯の水については第3章でくわしく解説するとしました。まずは、このテーマから始めましょう。

胃が空っぽの状態で冷たい水を飲むと、胃が刺激を受け、その刺激によって腸が動きだす「胃結腸反射」が起こり、蠕動運動がより活発になることは、第2章で述べたとおりです。このときに飲む水は、もちろん水道水でかまわないのですが、お通じをよりよくしたいのならば、おすすめの方法があります。**それは硬水《こうすい》を飲むことです。**

水には硬度というものがあります。硬度とは、水1リットル当たりのカルシウムやマグネシウムの含有量を表します。WHO（世界保健機関）では、硬度120ミリグラム以上の水を硬水、120ミリグラム未満の水を軟水《なんすい》と定めています。

日本の水道水のほとんどは軟水です。一方、ヨーロッパの水道水は硬水です。これには、地質や地形が大きく影響しています。

日本の地質は水の浸透が速い花崗岩《かこうがん》が多く、しかも山から海までの傾斜がきつく起伏の激しい地形をしています。そのため、花崗岩を通って濾過《ろか》された雨や雪は、山から海まで流下する速度が高いため、ミネラル成分の浸透が少ない軟水となります。

それに対してヨーロッパは、ミネラルが豊富な石灰岩が多く、山から海まで傾斜の緩やかな地形をしています。そのため、雨や雪はゆっくりと石灰層を通って濾過され、その結果、ミネラル成分がたっぷり溶《と》け込んだ硬水になるのです。

それでは、お通じをよくするために、なぜ軟水よりも硬水を飲んだほうがよいのでしょうか。**そのカギを握るのが、硬水に豊富なミネラルのなかでも、とくに便秘に対する効果の高いマグネシウムです。マグネシウムには、便の吸水性を高め、便を軟らかくして排出しやすくする働きがあるのです。**そのため、硬水の本場フランスでは、便秘の患者さんに対して硬水を処方するケースもあるほどです。

実際、ふだん軟水を飲んでいる日本人のマグネシウム推定摂取量は圧倒的に不足しています。２０１９年国民健康・栄養調査によると、日本人の一日のマグネシウムの平均摂取量は、２３６〜２５１ミリグラムしかありませんでした。30〜64歳の摂取基準（推奨量）が男性で３７０ミリグラム、女性で２９０ミリグラムなので、いかに少ないかがわかります。

市販されているヨーロッパ産のミネラルウォーターは、ほとんどが硬水です。ただし、便秘に効果的だからといって、硬水を飲みすぎると、おなかがゆるくなることがあります。一日にコップ６〜８杯程度を目安としましょう。

また、軟水がまろやかな口当たりとサッパリとした風味が特徴なのに対し、硬水は口当たりが重く苦みがあります。そのため、**硬水が苦手という声を少なからず聞きます。そのような人には、硬水の代わりに炭酸水を飲むことをおすすめします。**

国産の炭酸水のほとんどは軟水で作られているため、日本人の味覚によく合います。そして何よりも、**炭酸ガスの刺激によって胃の働きが活発になり、前述した胃結腸反射によって蠕動運動が活発になるのです。**ただし、胃腸が弱い人が炭酸水を飲みすぎると、下痢を起こすことがあります。その意味では、朝起きて直腸ストレッチを行う前にコップ1杯飲むというのは、ちょうどよいのではないでしょうか。

硬水も炭酸水も、スーパーやコンビニで手軽に入手できます。**同じ水を飲むなら、どちらかお好みのものを選択することをおすすめします。**

便秘に効果的な食事とは

第1章で、医療機関における便秘の治療法の一つとして生活指導の例を紹介しました。その生活指導のなかでも、とくに重要視されているのが食生活です。

厚生労働省では、**一日三食を規則正しく摂取すること、とくに、体内リズムを整え、胃や腸を刺激し、排便反射を促す朝食の摂取を推奨しています。**

また、**食物繊維の摂取もすすめています。**水に溶ける性質を持つ水溶性《すいようせい》食物繊維には、腸内の善玉菌をふやしたり、便を軟らかくしたりする作用があります。水溶性食物繊維が豊富な食材としては、果物やニンジン、キャベツ、海藻類などがあげられます。

一方、水に溶けにくい性質を持つ不溶性《ふようせい》食物繊維には、便の量をふやし、腸管を刺激して腸の運動を活発化させ、便通を整える働きがあります。不溶性食物繊維が豊富な食材としては、根菜類やキノコ類、豆類などがあげられます。こうした食材を積極的に摂取するようにしましょう。

ただし、水溶性食物繊維をとりすぎると下痢を起こしたり、不溶性食物繊維をとりすぎるとおなかが張って便秘が悪化したりする場合も多いので、体の調子に注意しながら摂取するようにしてください。

加えて、**便秘解消に欠かせないのが、腸内細菌のバランスをよくする食事です。**

私たちの腸の中には、100兆～1000兆個の細菌が棲《す》み着いています。これらの細菌は、菌種ごとのかたまりとなって腸壁にビッシリと張り付いています。この状態を「腸内フローラ」といいます。

ちなみに、フローラとは、この菌種ごとにかたまっている状態が、品種ごとに植えられて花を咲かせる花畑（フローラ）に似ていることから名づけられました。

腸内フローラを形成している菌は、体を守る善玉菌、ふえすぎると体の害となる悪玉

便秘に効果のある主な食品

カテゴリー		効能	代表的な食品	注意点
食物繊維の豊富な食品	水溶性食物繊維	腸内の善玉菌をふやす便を軟らかくする	果物、ニンジン、キャベツ、海藻類など	とりすぎると下痢を起こす可能性がある
	不溶性食物繊維	便の量をふやす腸管を刺激して腸の運動を活発化する	根菜類、キノコ類、豆類など	とりすぎるとおなかが張って便秘が悪化する可能性がある
発酵食品		腸内フローラのバランスを整える	みそ、しょうゆ、酢などの調味料、納豆、ヨーグルト、キムチ、チーズなど	塩分のとりすぎにつながる可能性がある
オリゴ糖の豊富な食品		乳酸菌のエサとなって善玉菌をふやす	バナナ、タマネギ、ハチミツなど	とりすぎると下痢を起こす可能性がある

菌、状況によって善玉菌の味方をしたり悪玉菌の味方をしたりする日和見菌《ひよりみきん》の3種類に分けられます。

この腸内フローラのバランスは、「善玉菌が2割、悪玉菌が1割、日和見菌が7割」が理想的といわれています。この状態を保つと、腸の運動が活発になり、便秘を解消することができるのです。

ところが、腸内フローラのバランスは、食生活や生活環境、加齢などによって簡単にくずれてしまいます。そのため、便秘を解消するには、腸内フローラのバランスをよくする食事が必要なのです。

腸内フローラのバランスをよくする食品の代表といえば、発酵《はっこう》食品です。発酵食品には、乳酸菌をはじめ麹菌《こうじ》、酵母菌《こうぼ》、酢酸菌《さくさん》などが豊富に含まれているのです。みそ、しょうゆ、酢といった調味料のほか、納豆、ヨーグルト、キムチ、チーズなどを積極的に食べましょう。ただし、塩分のとりすぎには注意してください。

また、**オリゴ糖の豊富な食品もおすすめです。**オリゴ糖には、ビフィズス菌などの乳酸菌のエサとなって、善玉菌をふやす働きがあります。オリゴ糖の豊富な食品には、バナナ、タマネギ、ハチミツなどがあります。なお、オリゴ糖をとりすぎると下痢を起こすことがあるので、こちらも注意が必要です。

良質な睡眠は自律神経のバランスを整える

便秘、とくに大腸の動きが不規則になって起こる「けいれん性便秘」に自律神経が大きく関係していることは第1章で述べたとおりです。

自律神経には、活動時（緊張時）に優位になる交感神経と、休息時（リラックス時）に優位になる副交感神経があり、両者はヤジロベエのようにバランスをとり合うことで、健康な状態を保っています。ところが、ストレスや環境の変化などにより、交感神経が過剰に優位になると、大腸が過緊張を起こし、蠕動運動が弱まって便秘となるのです。

この**自律神経のバランスを整えるのに深くかかわっているのが、睡眠です。良質で規則正しい睡眠によって、快適で規則正しいお通じがつくようになるのです。**

良質な睡眠の第一歩は、毎朝決まった時間に起きることです。よく休日に「寝だめ」をする人がいますが、睡眠の貯金は不可能なばかりか、睡眠のリズムが不安定になってしまいます。平日はもちろん、休日も同じ時間に目覚めるように目覚まし時計をセットしてください。

目が覚めたら、まず部屋のカーテンを開けて、朝日を浴びます。こうすることで、脳からのメラトニンの分泌を抑えることができます。

「睡眠ホルモン」の異名を持つメラトニンには、睡眠と覚醒のリズムを整え、自然な睡眠へ誘う作用があります。メラトニンは起床してから14～16時間後に徐々に分泌され、分泌のピークを迎えると眠気を覚えるようになります。こうして睡眠のリズムが整うわけです。

よく眠れないからといって寝酒をする人がいますが、これはまったくの逆効果。お酒を飲むと一時的には眠くなりますが、数時間後にアルコールが分解されアセトアルデヒドになると、覚醒作用が働き、眠りが浅くなってしまいます。

また、カフェインにも覚醒作用があるので、就寝前のコーヒー、紅茶、緑茶などはできるだけさけるようにしましょう。

そのほかにも、遮光《しゃこう》カーテンを使う、室内を清潔に保つなど、寝室の環境を整えることも良質な睡眠の助けとなります。

便意がなくてもトイレに行き3〜5分以内にトイレから出る

次に、賢いトイレの使い方を紹介しましょう。

まず、**朝食をとってしばらくしたら、必ずトイレに行くことを習慣にしてください。**

前述した水と同様に、食べたものが胃に入ると、胃が刺激を受け、その刺激によって胃結腸反射が起こり、蠕動運動が活発になります。

ところが、便意がないからといってトイレに行かないと、せっかくの排便のチャンスを逃してしまうことになります。ですから、便意がなくても、とりあえずトイレに行くことが重要なのです。結果的にお通じがつかなくてもかまいません。毎日続けているうちに、便意を催すようになる可能性はじゅうぶんにあります。

ただし、**トイレに入っている時間は3~5分以内にとどめてください。**

第1章でもふれたように、過度のいきみは血圧を上昇させ、脳梗塞などの脳血管障害や、心筋梗塞などの心疾患に進行する可能性もあります。また、硬くなった便を無理に出そうとすると、切れ痔やイボ痔になる危険性があります。

そもそも、哺乳類の排便時間は平均12秒だそうです。これは、排便という無防備な状態の時間を可能な限りへらすことで、生存競争を生き抜くための習慣といわれています。

免疫力が上がる、気持ちが晴れやかになる、やせやすい体質に変わる

こうして食事や睡眠やトイレの使い方を工夫していると、徐々に排便力が上がってきます。それでは、排便力が上がって便秘が解消すると、どのようなよいことが起こるのでしょうか。本章の最後に、自然なお通じがもたらす意外な効用について解説しましょう。

まず、**免疫力《めんえきりょく》（体内に病原体が侵入しても発病を抑える力）が上がります。**私たちの体には、免疫というシステムが備わっています。体内に病原体などの異物が侵入すると、免疫細胞から抗体《こうたい》というパトロール隊が出動して、異物を攻撃し排除します。この働きによって私たちの体は健康を保っているのです。

免疫細胞の約7割は腸に存在しており、「腸管免疫」と呼ばれています。腸が「第二の脳」と呼ばれるのはこのためです。

この腸管免疫の働きに大きく影響しているのが、前述した腸内フローラです。腸内フローラのバランスが整うと、免疫細胞が活性化して抗体が効率よく生み出されるよ

うになり、免疫の調整機能もよく働くようになります。

逆に、腸管免疫の働きがよいと、腸内フローラのバランスがよくなります。つまり、腸のコンディションを整えることは、免疫力のアップにつながるのです。

免疫力は、健康状態を保つうえでの基本中の基本といえるものです。腸内環境を整えて便秘を解消することは、全身の健康に直結するというわけです。

腸内環境を整えることは、免疫力を高めることに加えて、精神を安定させる働きももたらします。腸内環境が整って便秘が解消すれば、肉体的にだけでなく、気持ち的にもスッキリするでしょう。実は、これにはきちんとした医学的な裏付けがあるのです。この働きに大きな役割を果たしているのが、セロトニンです。

セロトニンとは、脳内の神経伝達物質の一つで、生体リズム、神経内分泌、睡眠、体温調節などに関与していますが、最も大きな働きは、脳の興奮を鎮《しず》めて精神を安定させることです。セロトニンが分泌されると幸せな気分を感じやすくなるため、「幸せホルモン」とも呼ばれています。

セロトニンの約9割は腸内で作られています。そのため、腸内環境が整うと、腸の動きが活発になって便秘が改善するうえに、気持ちも晴れやかになるのです。逆に、腸内環境が乱れると、腸の動きが鈍くなって、気持ちも落ち込みやすくなります。

セロトニンは、睡眠の項で紹介したメラトニンの原料です。朝目覚めたときに日光を浴びると、前述したようにメラトニンの分泌が抑制されると同時に、セロトニンの分泌が促進されます。その意味でも、規則正しい睡眠は欠かすことができません。

便秘の解消によって、もたらされる意外な効用の最後に、ダイエット効果について解説しましょう。

ダイエット効果と聞いて「腸の中にたまっていた便が出れば、やせるのはあたりまえじゃないか」と思われる人がいるかもしれません。しかし、それは出した便の分だけ体重がへったのであり、やせた、すなわち脂肪がへったわけではありません。体重がへっても脂肪量は変わっていないので、むしろ体脂肪率は上がっているくらいです。

それでは、便秘が解消すると、なぜダイエットできるのでしょうか。そのカギを握るのが、成長ホルモンです。

成長ホルモンは、脳の下垂体《かすいたい》で作られ、血液中に放出されるホルモンです。小児期の身長を伸ばす作用のあるホルモンとして知られていますが、大人になっても筋肉や骨や皮膚を強くする作用のあるホルモンとして不可欠なものです。そして、この成長ホルモンには、脂肪を分解する作用もあるのです。

第1章で、2023年5月に『ホンマでっか!? TV』において、直腸ストレッチを初めて公開したときのエピソードを紹介しました。その回のテーマは「太りやすい体質の改善」でした。なぜ、太りやすい体質の改善のために直腸ストレッチが有効なのか——その答えは成長ホルモンにあります。

成長ホルモンに脂肪を分解する作用のあることは、前述したとおりです。そして、この成長ホルモンの分泌が盛んになるのは、運動をしたとき、眠っているとき、そして空腹のときなのです。

便秘でおなかが張っていると、空腹感を覚えにくくなります。そこで、**直腸ストレッチによって、曲がった直腸を真っすぐにすれば、便秘が解消して正常な空腹感が戻り、脂肪を分解する働きのある成長ホルモンの分泌が盛んになるのです。**いってみれば、**便秘が解消すると、やせやすい体質に勝手に変わっていくというところでしょうか。**

直腸ストレッチには、このようなうれしい効果もあるのです。

第4章

直腸ストレッチで便秘を撃退した体験者のレポート

十数年来の便秘がその日のうちに解消し
ベストなコンディションで
3度めのオリンピック出場をめざせるようになった

スキーモ選手・35歳 **田中友理恵**

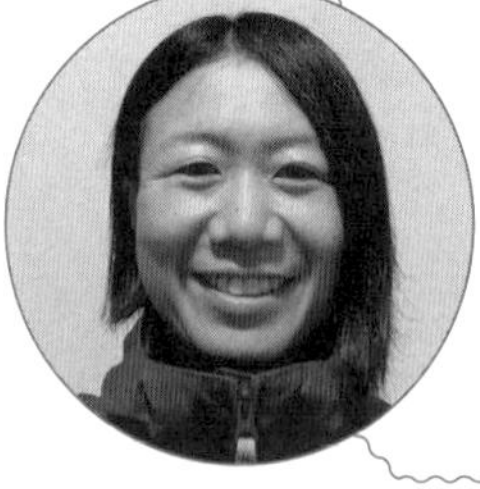

「便秘のストレッチなのにおなかじゃないの？」

私は、クロスカントリースキーとライフル射撃を組み合わせて行うバイアスロンの選手として、２０１８年の平昌《ピョンチャン》オリンピック、22年の北京《ペキン》オリンピックに出場したのち、スキーモ（山岳スキー）に転向し、現在は26年に開催されるミラノオリンピック出場をめざして競技活動を行っています。

さて、平昌オリンピックが終わった直後のことです。私は右足のふくらはぎの不調に悩まされていました。肉離れまではいかないものの、ふくらはぎの痛みとこりが慢性的になっていたのです。

そこで私は、どこかによい治療をしてくれるところはないかとインターネットで検索をしてみました。すると、鍼に特殊な電気を通して治療しているという治療院にヒットしました。ホームページをよく見てみると、多くのアスリートの治療を行っているとあります。興味を持った私は、その治療院に行ってみることにしました。

初めて治療にうかがった日、院長先生は私にいくつかの動作をするように指示し、痛みの原因を探ってくれました。30分くらいかけてていねいに説明してくれる姿勢に、親身になってくれる先生という印象を受け、治療をゆだねることにしました。その先生が、本書の著者である高林先生だったのです。

それからは、住まいのある北海道から東京の治療院まで、定期的に通院するようになりました。特殊な電気を通す鍼治療のほか、低周波治療やマッサージを受けると同時に、ハムストリングスのストレッチも教わり、実行しました。そのかいあって、ふくらはぎの状態もすっかり回復し、おかげで現在も競技を続けることができています。

その後、腰痛に悩まされるようになってからは、腰痛の治療をメインに、全身のメンテナンスも兼ねて、年に数回のペースで通院を続けています。

２０２３年10月のことです。いつもの全身のケアのために高林先生の治療院を訪れたときに、先生から直腸ストレッチというものを教わりました。話を聞くと、便秘を訴える患者さんのために考案したストレッチで、予想をはるかに超える成果をあげているといいます。

やり方をたずねると、ハムストリングスのストレッチから始めると聞き、「え、便秘のストレッチなのにおなかじゃないの?」と思いました。しかし、先生からハムストリングスの硬さを指摘されるとともに、便秘の解消にはハムストリングスを軟らかくして骨盤を垂直に立てることが大事だと説明され、半信半疑ではありましたが、とりあえず試すことにしました。

というのも、私は20歳を過ぎたころから便秘ぎみだったのです。極度の便秘ではないものの、２～３日お通じがつかなくなることがたまにありました。

重症というわけではないので、それまで病院に行ったり薬を飲んだりしたことはありませんでした。しかし、合宿などで環境が変わったり、移動のために起床時間がいつもより早くなったりすると、必ずお通じがつかなくなっていました。当日も翌日もスッキリせず、お通じがついたとしても量が少なく、ベストな体調で競技に臨《のぞ》むことができずにいました。

ですから、この状態から脱することができるのならと思い、まずは実行してみることにしたのです。

行って1時間半以内には必ずお通じがつくようになった

教わった直腸ストレッチは、3種類のストレッチと2種類のマッサージ、そして1種類の体操で構成されています。私は、一連のエクササイズを一日に1度、午前中に行うようにしました。その日のスケジュールによって、朝起きたときだったり、昼前だったりすることはありましたが、午前中に終えることをルーティンにしました（やり方は48〜67ページを参照）。

こうして直腸マッサージを日課にした初日に、早くも効果を実感することができました。直腸マッサージを終えると、おなかがグルグルして腸が活発になる感じがしてきたのです。「これはすごい！」と感じて間もなく、お通じがつき、それ以来、直腸マッ

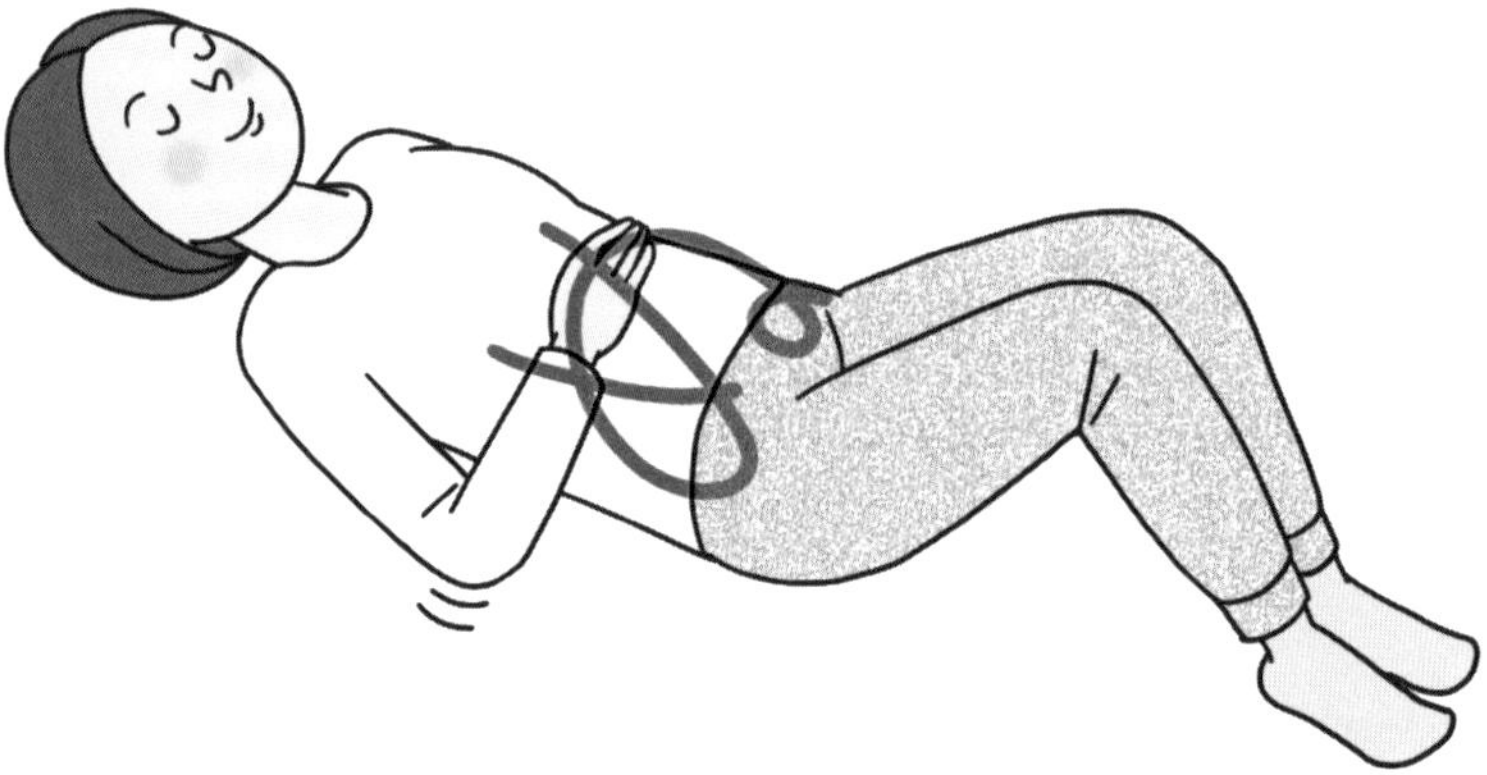

「ぬ」の字マッサージで腸がやわらかくなった感じがした

サージを行って1時間半以内には必ずお通じがつくようになりました。

　一連のエクササイズのなかでも、とくに気に入っているのが「ぬ」の字マッサージです。最初は、おなかをさすると痛いくらいでしたが、続けていくうちにだんだんと痛むことがなくなり、腸がやわらかくなった感じがしてきたのです。

　けっきょく、直腸マッサージは2週間続け、その後は直腸マッサージを行わなくてもお通じがつくようになりました。この間、北海道から本州へ飛行機で移動しての合宿がありましたが、規則正しいお通じに変わりはありませんでした。

　今回、姿勢や筋肉の張りによってお通じ

も変わってくると知り、驚くと同時に、体とはおもしろいものだと実感しました。これからも遠征や合宿が多いので、現在の状態をキープするためにも、直腸マッサージを再開するつもりです。

今後は、2026年のミラノオリンピックで新競技として採用されたスキーモの選手として、同大会に出場することが、いちばんの目標です。そのためにも、直腸ストレッチによってベストな体調を維持するつもりです。

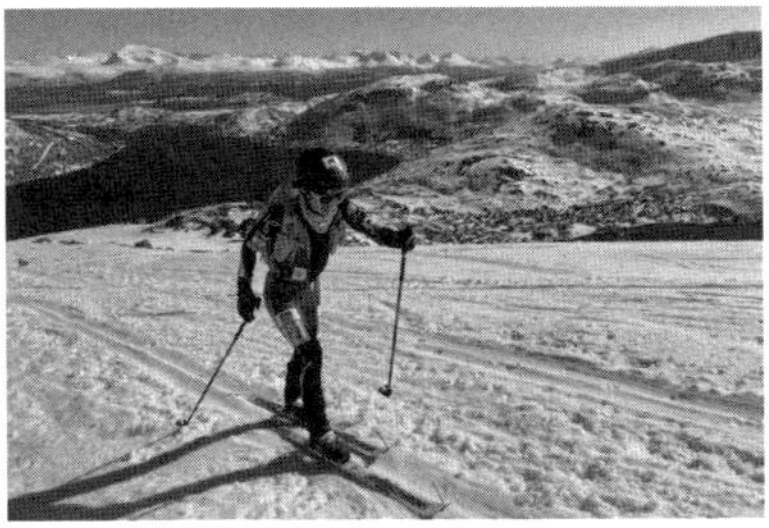

田中友理恵（たなか・ゆりえ）

1989年、新潟県出身。小学4年生からクロスカントリースキーを始め、インターハイ3位、インカレや全日本選手権で入賞などの成績を収める。大学卒業後はバイアスロンに転向し、2017年アジア大会のミックスリレーで3位、18年平昌オリンピック、22年北京オリンピック出場を果たす。現在はスキーモに転向し、26年ミラノオリンピック出場をめざして競技活動を行っている。

Facebook
Yurie Tanaka

Instagram
tanaka_yurie16

高林先生のコメント

田中選手が初めて来院されたのは、まだスキーモに転向する前で、バイアスロンを行っていたときでした。

バイアスロンは、重たい競技用の銃を背負ってコースを走り、ポイントで的をめがけて銃を撃ち、また走ることをくり返す競技です。その影響で、田中選手はハムストリングスと大腿筋膜張筋《きんまくちょうきん》（太ももの外側の筋肉）が張って硬くなっていました。これらの筋肉が硬くなると、骨盤が引っぱられて後傾します。そのため、直腸が骨盤に圧迫されて曲がり、お通じの状態が悪くなっていたと考えられます。

また、骨盤が後傾していたことで、腰椎の椎間《ついかん》関節（背骨を構成する椎骨《ついこつ》と椎骨の間にある関節）同士が常にぶつかって、腰痛も引き起こしていました。

しかし、直腸ストレッチを熱心に行ったことで、骨盤が垂直に立ち、直腸が真っすぐになって便秘が解消すると同時に、椎間関節同士がぶつからなくなって腰痛も取れました。

痛みが取れると、自律神経のうちの副交感神経が優位になり、リラックスしてきます。このことも、便秘の解消に役立ったのでしょう。

以前、田中選手が来院されたときに、水泳をしている中学3年生の女子選手と話をする機会がありました。「最近、タイムが伸びなくなった」というその選手に対して、田中選手は「いま自分の前に壁が現れて、いやなことしかないのなら、その壁を乗り越えたら、あとはいいことしか待っていないよ」とアドバイスをしてくれました。この言葉は、今回の田中選手の体験にも、そのまま当てはまったのではないでしょうか。

始めて15分でトイレに駆け込んで
1~2日後には毎朝必ずお通じがつくようになり
鼻血や疲れやすさも解消して顔色までよくなった

大学生・22歳 **比留間修一**（仮名）

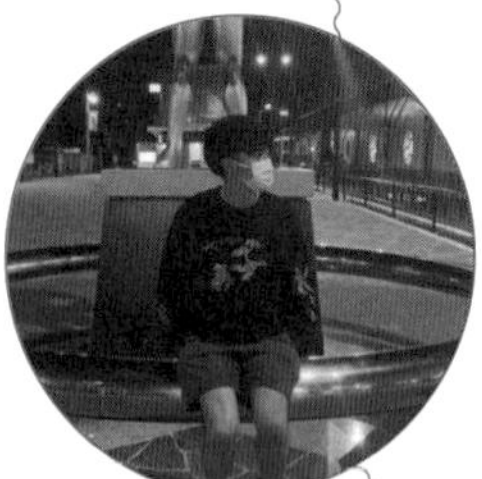

胃がムカムカしたり、おなかが張ったり

私は高校、大学と野球部に所属し、ずっと投手をしてきました。大学野球を引退した現在は、地元の草野球チームに入り、変わらず投手として野球を楽しんでいます。当時はまだ大学サウスポーの私が左肩を痛めたのは、２０２３年の春のことです。

野球の現役で、投球過多のため肩を痛めてしまったのです。

大学生活最後のシーズンをベストな状態で終えたいと考えた私は、スポーツ障害の治療を得意とする治療院をインターネットで検索しました。その結果、通院することにしたのが、高林先生の治療院でした。

治療院では、電気治療と鍼治療を中心にして肩の炎症を取っていただきました。通院するたびに肩の状態はよくなり、おかげで大学野球の最終シーズンも無事に終えることができました。その後、草野球チームに入ってからは、たまに投げすぎて肩が痛くなったら、コンディショニングも兼ねて通院するようにしています。

そんな私が、高林先生から直腸ストレッチをすすめられたのは、その年の秋のことです。

実は、私は以前から胃腸が弱く、21歳くらいのころから、3～4日ほどお通じのつかないことがありました。なお、そうなる前は、逆におなかが緩く、下しがちでした。お通じがつかなくなることで、体調をひどくくずしたわけではありません。しかし、胃がムカムカしたり、おなかが張ったりして、なんとも気持ちの悪い感じがしていました。また、トイレに行っても出そうで出ない感覚が、とても不快でした。さらに、便秘が影響していたのかは不明ですが、よく鼻血が出ていて、疲れやすいことも悩みのタネでした。血のめぐりが悪いためか、顔色もよくありませんでした。

病院に行こうかと考えたこともありましたが、市販の便秘薬を飲んで対応できていたので、もう少しひどくなったら病院に行こうと思っていました。市販の便秘薬を飲むと、それなりに効果はあるものの、それはあくまでも一時的なものであって、根本的な解決になりません。

そんな話を高林先生にしたところ、直腸ストレッチをすすめられたのです。

これまでにないような快便状態

最初に治療院で直腸ストレッチを教わったときも、私は便秘中でした。ところが、6種類のエクササイズをひととおり終えて15分ほどたったころ、急に便意を催し、治療院のトイレを借りることになったのです。これには驚きました。しかも、これまでにないような快便状態で、私は直腸ストレッチにすっかりはまってしまいました。

翌日から、私は直腸ストレッチを行うことを日課にしました。一日のうち、夜は必ず寝る前に、時間に余裕がある日は朝起きたときにも直腸ストレッチを行うことにしたのです。

それと同時に、先生のアドバイスに従って、睡眠と食事にも気を配るようにしました。夜は必ず12時前には床に入るようにし、実家暮らしなので、母にこれまで以上に栄養バランスのとれた献立をお願いしました。

こうして直腸ストレッチを日課にし、睡眠と食事にも気を配るようにしたところ、1～2日後くらいから、お通じが整うようになりました。朝の7時か8時くらいに必ずお通じがつくようになったのです。

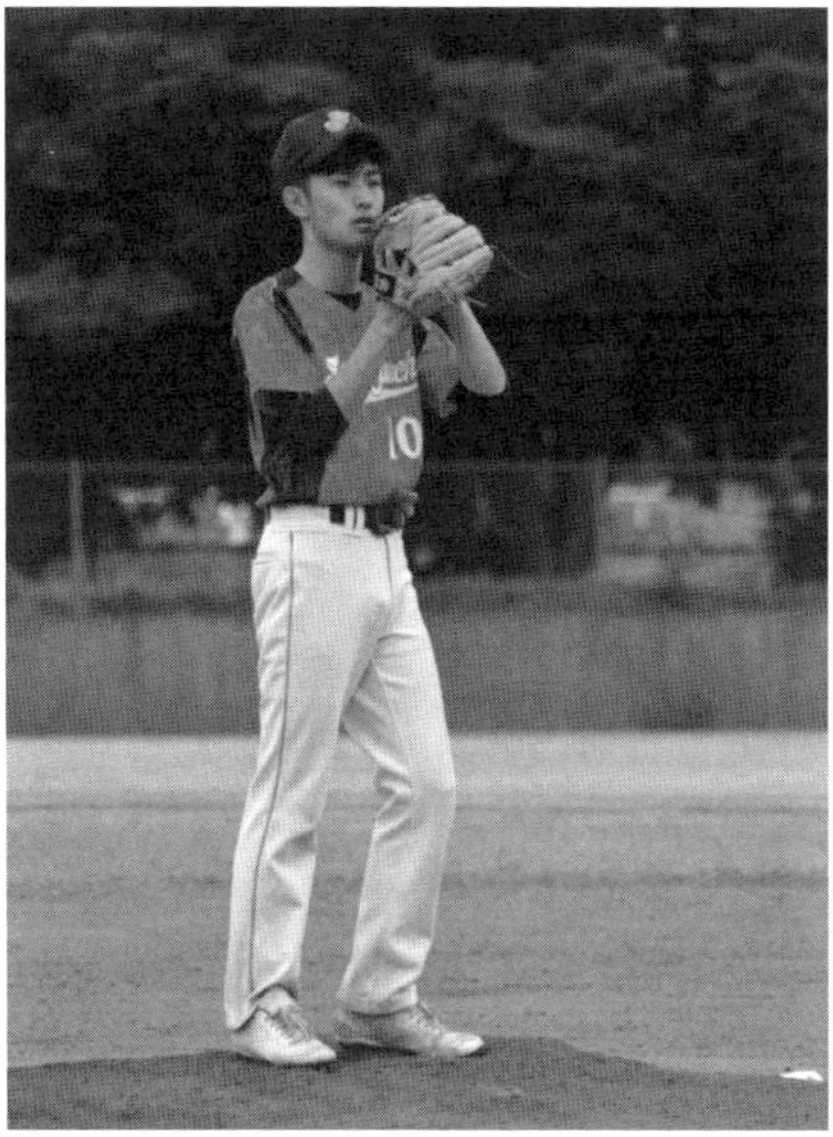

マウンドに立つ比留間さん

また、鼻血が出ることもなくなり、疲れやすさも解消しました。さらに、顔色もよくなり、すっかり健康的になりました。

今回、特別にお金をかけることもなく、自分で便秘を治せる方法を知ったことは、私にとって大きな体験でした。この春から私は社会人になります。今回の貴重な体験を教訓として、社会人生活に生かしたいと考えています。

高林先生のコメント

野球で肩を痛めている選手には、立位体前屈で手のひらが床にピタッとつかない人が多いものです。比留間さんもその一人でした。

手のひらが床につかないのは、ハムストリングスが硬くなり、その影響で骨盤が後傾している証拠です。骨盤が後傾すると、上体が後ろに倒れないようにネコ背の姿勢になります。ネコ背になると、肩関節の動きが悪くなり、その状態で投げる動作を続けるために肩を痛めてしまうのです。

比留間さんの場合、鍼や電気で肩の炎症を取ると同時に、ハムストリングスの緊張をほぐすことで、肩の痛みを取ることができました。加えて、直腸ストレッチを日課にしたことにより、骨盤の後傾がさらに改善して、直腸の曲がりがなくなり、便秘も解消しました。

ネコ背になると、肺が圧迫されて酸素が全身に行き渡らなくなります。加えて、肝臓も圧迫されるため、血小板《けっしょうばん》の数がへって鼻血が止まらなくなったり、疲れやすくなったりしていたのだと考えられます。

また、肝臓が圧迫されると、血流を促す働きのあるヘパリンの分泌も低下します。そのため、全身の血流が滞りがちになり、顔色が悪くなっていたのでしょう。

しかし、そうした症状も、ハムストリングスの治療と直腸ストレッチを行った結果、骨盤が垂直に立って、ネコ背が解消したことにより、一掃することができました。

高校生のときからのつきあいの便秘がたった1日でウソのように治り1ヵ月で8キロもやせて肌荒れまで解消した

主婦・40歳　**都築真由美**（仮名）

便秘薬を飲めるのはどこにも出かけない日だけ

私は2019年ごろから慢性的な腰痛に悩まされていました。痛み自体はそれほどひどいものではありませんでしたが、常に腰全体が重だるく、なんとかこの悩みから解放されたいと思っていました。

最初は、近所の整形外科に行きました。しかし、レントゲン写真を撮っただけで、とくに診断名も治療方針も提示されることはなく、痛み止めの飲み薬と湿布薬《しっぷやく》を処方されただけでした。しかも、痛み止めも湿布も効果がなかったため、いつしかその整形外科からは足が遠のいてしまいました。

そこで私は、2023年の春から、高林先生の治療院に通うことにしました。というのも、以前から夫や息子が高林先生の治療院でお世話になっており、とてもよい先生だと聞いていたからです。

治療院では、電気治療をメインに腰のケアをしていただいています。また、体が硬いために腰に負担がかかっているといわれ、体に柔軟性を与えるストレッチを教わって、自宅で実行するようにもしています。おかげで、腰痛はかなり改善しましたが、予防も兼ねて、治療院には定期的に通い続けています。

その年の秋に、いつものように腰のケアのために治療院に行ったところ、先生から「都築さんは便秘ですか？」ときかれたので、私は「はい！」と即答しました。

実は、私は高校生のころから便秘に悩まされており、2～3日お通じがつかないのはしょっちゅうで、ひどいときには1週間近く出ないこともあるほどでした。そうなると、おなかが苦しくてしようがありませんでしたが、病院に行くのは抵抗があり、市販の便秘薬を飲んでしのいでいました。

ところが、その市販の便秘薬を飲むと貧血を起こしてしまうのです。そのため、今日はどこにも出かけないという日にだけ便秘薬を飲んで、あとは小まめに水分をとることくらいしか対策がないという日々を20年以上送っていました。

そんなことを先生に話したところ、「それなら、ぜひ直腸ストレッチをやってみてください」といわれました。しかし、私には、ストレッチで便秘を治すということが、にわかには信じられませんでした。「ここまで何をしても出なかったのに、それがストレッチで?」と思ったのです。とはいえ、20年以上悩まされ続けてきた便秘です。わらにもすがる思いで実行することにしました。

便座に座ったと同時に出るほどの快便

直腸ストレッチは、6種類のエクササイズで構成されています。最初に治療院でやり方を教わり、一連のエクササイズを順番にやっているときのことでした。4番めの「肝腸マッサージ」の途中で、トイレに行きたくなったのです。まさかと思いましたが、先生は「これは肝臓と腸を同時に刺激するマッサージで、肝臓から天然の便秘薬といわれる胆汁が分泌されやすくなるんですよ」と教えてくれました。けっきょく、恥ずかしさもあってトイレには行きませんでしたが、おなかの中に刺激が伝わる感じがして、「これは効きそうだ」と実感しました。

私は翌日の朝から直腸ストレッチを行うことにしました。朝目覚めて起き上がる前に、ふとんの上で直腸ストレッチを行ったところ、すぐにトイレに行きたくなり、お通じがつきました。しかも、それまでは便座に座ってから30分くらいかかってようやく出ていたのが、便座に座ったと同時に出るほどの快便だったのです。

このことで、直腸ストレッチの効果を確信した私は、朝に加えて、夜にも直腸ストレッチを行うことにしました。夜寝る前に、ふとんの上で直腸ストレッチを行うようにしたのです。

それからというもの、今日に至るまで、朝起きると必ずお通じがつくようになりました。高校生のときから20年以上悩まされてきた便秘がたった1日でウソのように治ったのです。

便秘の治癒は、思わぬ効果ももたらしてくれました。そのなかでも、いちばんの変化はやせたことです。身長161センチで60キロだった体重が52キロまで落ち、1ヵ

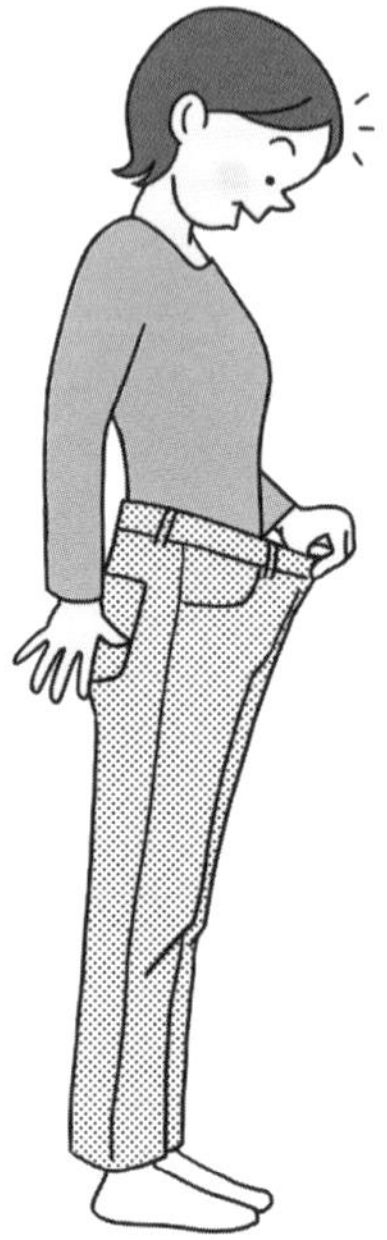
ベルトをしないとズボンが落ちるほど

月間で8キロもダイエットできたのです。

いま振り返ってみると、直腸ストレッチを始めて1週間ほどたったころに、ズボンのウエストが緩くなって、「あれ?」と思ったことがありました。おそらく、そのときからやせ始めていたのでしょう。正確なウエストサイズは測っていませんが、現在はベルトをしないとズボンが落ちてしまうほどウエストが細くなっています。

私は、ひどいときには1週間もおなかの中にたまっていたものが出たのだから、その分、やせたのだろうと思っていました。しかし、高林先生から、やせたのはそれだけではなく、成長ホルモンの影響も大きいと聞き、なるほどと思いました。便秘をしなくなって空腹感を覚えやすくなると、脂肪を分解する作用のある成長ホルモンの分泌が盛んになるそうなのです。

また、便秘が治ると同時に肌荒れも解消しましたが、これも成長ホルモンの作用によるものだということでした。

このように、よいことずくめの直腸ストレッチは、現在も欠かさず実行しています。ただし、出かける前だけはやらないようにしています。あまりにもよく効くので、外出先でトイレにこもることのないようにするためです。

高林先生のコメント

体験レポートにもあるように、都築さんは便秘薬を飲むと貧血を起こすため、どこにも出かけない日にだけ便秘薬を飲むという生活を20年以上続けていたとのこと。「クスリはリスク」とは、まさにこのことでしょう。

都築さんが最初に来院されたとき、立位体前屈をしてもらったところ、手のひらが床にピタッとつかなかったので、骨盤が後傾していることを伝えました。しかし、半信半疑の様子だったため、今度はかかとを床から浮かさずにしゃがむように指示すると、予想どおり、できませんでした。かかとを浮かさないと倒れてしまうほど骨盤が後傾していたのです。

それが、直腸ストレッチを行うことにより、骨盤の後傾が解消して、曲がっていた直腸が真っすぐになり、長年の便秘が劇的に解消しました。薬を使わずに自分で便秘を治せたわけです。

脂肪を分解する作用のある成長ホルモンは、運動をしたとき、眠っているとき、空腹のときに分泌が促されます。便秘が解消して、自然な空腹感を覚えるようになった都築さんが1ヵ月で8キロもやせたのは、そのためでしょう。

成長ホルモンは、別名「若返りホルモン」ともいいます。都築さんには、これからも直腸ストレッチを続けて、ますます元気で若々しい姿を見せてほしいと願っています。

おわりに

柔道整復師であり鍼灸師でもある私にとって、今回の「便秘」というテーマは、これまであまりなじみのない、いってみれば専門外のテーマでした。

しかし、こうして一冊の書籍としてまとめ終えることができたいま、これまでの道程を振り返ってみると、「新たな道を開拓することができた」という感慨が湧いてきます。

それは、決してひとりよがりな達成感ではありません。多くのかたがたと意見を交わし、紆余曲折《うよきょくせつ》を経て到達した境地といったらよいでしょうか。柔道整復師で鍼灸師であるからこそ生まれた視点によって、便秘という多くの方々が悩まされている症状に、一定のアタックをすることができたのではないかと感じています。

本書では、一貫して「スッキリと気持ちよく出すこと」を最優先テーマとしてきました。つまり、**単に詰まったものを必死になって出すのではなく、便座に座ると同時**

に自然なお通じがつくような状態に体を整えることを本書の目的としたのです。

実際、長時間トイレにこもることで便秘が悪化したり、いきみすぎることによって脳血管疾患や心疾患のリスクが高まったりすることは、本文で述べたとおりです。

では、スッキリと出すことができると、なぜ気持ちがよいのでしょうか。この点について調べたところ、確かなエビデンスのあることがわかりました。明確な便意を感じて便座に座り、スムーズに排便すると、脳内でエンドルフィンが分泌され、幸福感やスッキリ感を味わえることが判明しているのです。

エンドルフィンとは、脳内で機能する神経伝達物質の一つで、幸福感や気分の高揚をもたらす作用や、鎮痛作用などがあることから、「脳内麻薬」「脳内モルヒネ」とも呼ばれています。マラソンなどで長時間走り続けると気分が高揚してくる「ランナーズハイ」は、エンドルフィンの分泌によるものといわれています。

つまり、スッキリと排便することは、単に気持ちがよいだけでなく、幸福感を味わうことにもつながるのです。

便秘に悩まされ続けていた多くの方々が、直腸ストレッチによって、毎日スッキリとしたお通じがつくようになり、ひいては幸福感まで味わうことができれば、著者としてこれに勝る喜びはありません。

本書の刊行にあたりましては、監修を賜りました山下あきこ先生に多大なるご尽力をいただきました。また、いわゆる「シモの話」にもかかわらず、体験レポートの掲載をご快諾いただいた田中友理恵選手をはじめとする体験者の方々に深謝申し上げます。

参考文献

『死ぬまでお酒を飲みたい人のための1分間肝臓マッサージ』
高林孝光著、青木晃監修　ワニブックス

『アセスメントに基づく排便ケア』
西村かおる著　中央法規出版

『便通異常症診療ガイドライン2023』
日本消化管学会編集　南江堂

『慢性便秘症診療ガイドライン2017』
日本消化器病学会関連研究会、慢性便秘の診断・治療研究会編集　南江堂

『運動器検診結果からみた小学生の運動器の特徴』
可西泰修、鎌田浩史、眞下苑子、藁科侑希、塚越祐太、田中健太、山崎正志、宮川俊平、白木仁　日本臨床スポーツ医学会誌：Vol. 27 No.1 2019

『機能性便秘における夜間の自律神経機能と成長ホルモン分泌、消化管機能の検討』
相模泰宏、小野茂之、白川修一郎、本郷道夫
消化管運動――目にみえない消化器疾患を追う Vol.9 No.1

『排尿機能と姿勢に関する研究』
槌野正裕、山下佳代、坊田友子、甲斐由美、高野正太、高野正博　日本ストーマ・排泄リハビリテーション学会誌 24（2）2008

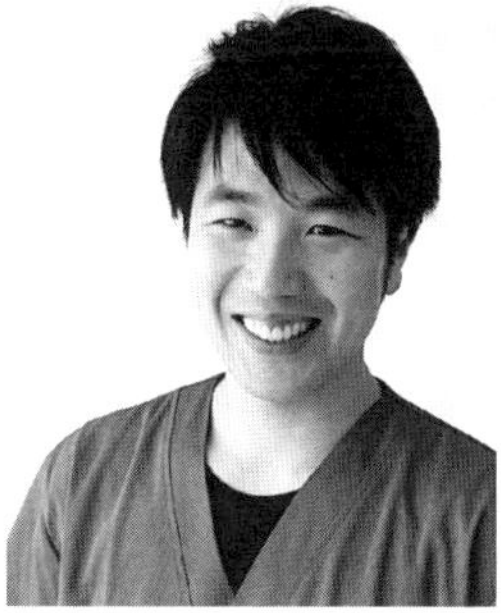

高林孝光《たかばやしたかみつ》

アスリートゴリラ鍼灸接骨院院長。治療家（鍼灸師・柔道整復師）として延べ10万人以上を施術。バレーボールのJOCジュニアオリンピックカップ東京代表トレーナー、車椅子ソフトボール日本代表のチーフトレーナーを務めるなど、悩みを抱えるアスリートたちを治療。日本テレビ系列『ヒルナンデス！』では、今話題の肩こり特集で全国６人の治療家の１人に選ばれる。テレビ東京系列『追跡LIVE! SPORTSウォッチャー』では、アスリートのケガにくわしい専門家として解説。テレビ朝日系列『10万円でできるかな』では、身長が伸びる体操を紹介。2022年、雪印メグミルクの「かんたん骨体操」を考案。23年にはフジテレビ系列『ホンマでっか!? ＴＶ』に運動機能評論家として出演し、直腸ストレッチを初公開して、大きな反響を呼んだ。主な著書に『ひざ痛がウソのように消える！ １日40秒×２ ひざのお皿エクササイズ』（ＣＣＣメディアハウス）、『五十肩はこう治す！』『身長は伸びる！』（いずれも自由国民社）、『死ぬまでお酒を飲みたい人のための１分間肝臓マッサージ』（ワニブックス）など。